こんなに身近なホスピス

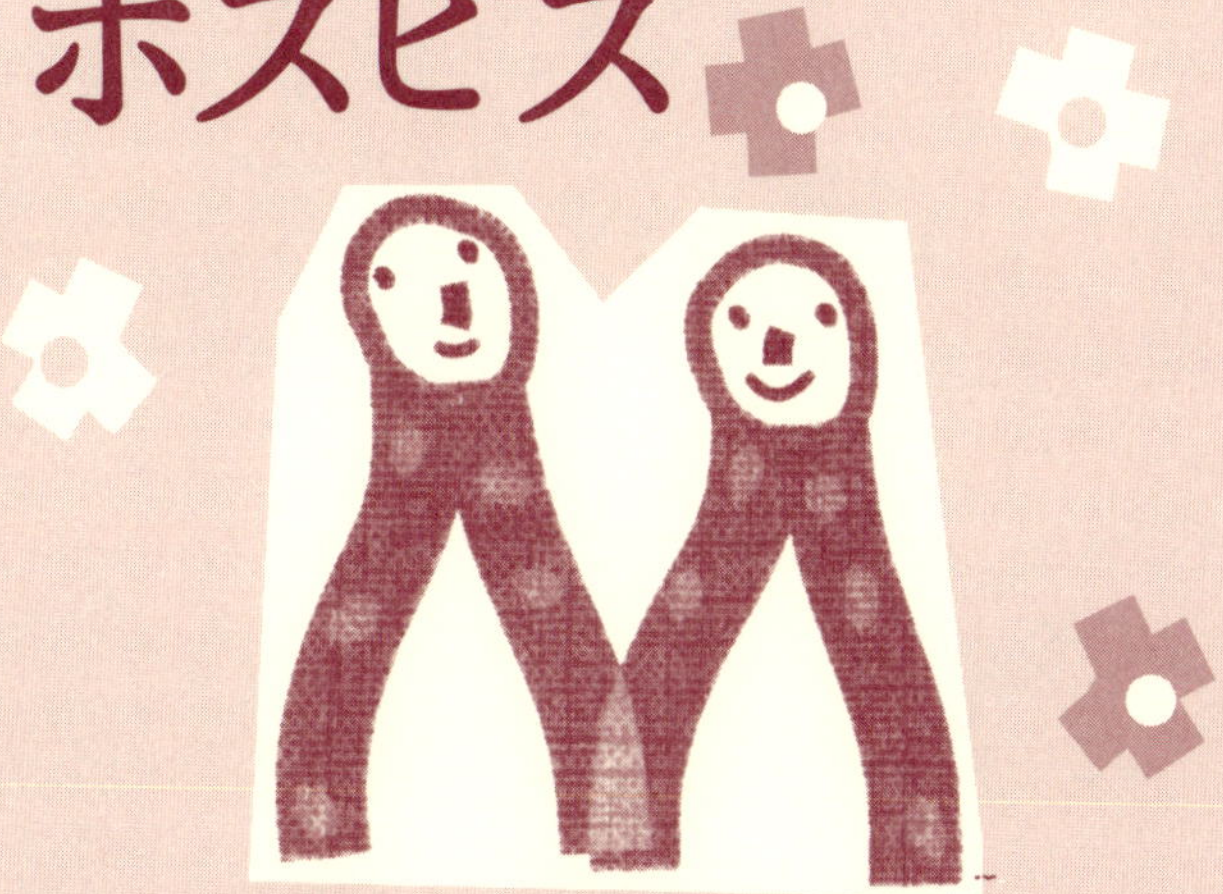

Jun Hosoi
財団法人近江兄弟社ヴォーリズ記念病院 緩和ケア部長
細井 順 著

風媒社

患者さんからもらったメッセージ——推薦の言葉

柏木哲夫

一九七三年にホスピスケアをスタートさせて、三十年が経過した。その間、約二千五百人の患者さんを看取《みと》った。看取りへの参画は人生の総決算への関わりである。短い期間にこれまでの患者さんの人生が凝縮する。そこには小説をはるかに越えるドラマが展開する。看取るスタッフはそのドラマに一部参加させていただき、そのドラマから多くを学ぶ。この学びはユニークである。新しい気付きを経験することもあれば、自分の固定観念がいとも簡単に覆されることもある。

学びは新鮮で深い。それ故、自分で学んだことを人々に伝えたいという思いが自然にわいてくる。そのような思いに促されて、私はこれまでにホスピスに関する書物を十五冊出版した。

本書を通読して感じたのは、細井医師の思いが私の思いと多くの点で共通しているということであった。「ホスピス医として、患者さんからいただいたメッセージを連ねて、大病に直面し、自分を見失っている人たちへのヒントになればと願って筆を進めた」と著者自身が書いているように、本書はまさに細井医師が患者さんからもらったメッセージそのものである。十八年間外科医としてがんの治療に励んできた著者はお父さんのホスピスでの死をきっかけにして、ホスピス医への道を歩み始めた。その時に私は数年間細井医師と職場をともにした。はじめ戸惑いがあったことは間違いないと思うが、細井医師は次第に「ホスピス医」らしくなっていかれた。その後、他の場所でホスピス病棟の責任者になられたが、病棟をまとめるということはまた新たなるチャレンジであったと思う。

日本で最初にホスピス病棟が設立されたのは、一九八一年であった。二〇〇三年二月現在、日本のホスピス病棟は百十五になった。まだ数は不足しているが、これからはホスピスケアの質が問われる時代になっていくと考えられる。ホスピスが世間に受け入れられるようになるとともに、ホスピスでの体験を綴った書物が数多く出版されるようになった。その中にはホスピスで働く医師や看護師が書いたもの、患者や家族の体験談などがある。前者はどうしてもスタッフとしての視点に偏りがちになり、後者はスタッフの視点が主観的になるという問題がある。例えば私自身の本の内容を振り返ってみると、患者、家族の視点よりも、スタッフへの教育的な側面が強く出ているように思う。

その点本書はいいバランスを持って書かれている。すなわちケアに従事するスタッフが読んでも役に立つし、何よりも患者や家族への語りかけがその中心になっているのが本書の大きな特徴である。

ホスピスの考え方が次第に浸透はしているが、まだまだ多くのがん患者が痛みや苦しみの中で死を迎えているのが現状であると思う。ホスピスは人々がその人らしく生きるのを援助するプログラムである。本書が現にがんを患っておられる患者さん、そのご家族はもちろんのこと、ホスピスに関心がある医師、看護師、ソーシャルワーカー、宗教家などケアに関るスタッフ、さらにホスピスケアそのものに関心を持っておられる人々に広く読まれることを願っている。

（金城学院大学人間科学部教授／大阪大学名誉教授／淀川キリスト教病院名誉ホスピス長）

はじめに

ホスピスで多くの患者さんに出会った。ホスピスに来て、本当によかったという患者さんが多い。それには理由がある。ホスピスでは、その人のもっている痛みや苦しみを取り除くことを第一に考えるからである。そのためにホスピスは、病院のリズムではなく、患者さんのリズムで動く。患者さんにとって、病院のリズムで過ごすことは苦痛である。心も体も疲れたときには、他人に影響されず自分のペースで過ごしたい。それを実現しようとする所がホスピスなのである。

みなさんご承知のように、日本人の死因の三分の一はがんである。三人に一人はがんで死ぬのである。私は十八年間、外科医として、多くのがん手術に立ち会ってきた。外科医として手術をしても、私のがんばりに応じて患者さんがよくなっていくかといえば、必ずしもそうではない。難しい手術を長い時間かけておこなったとしても、がんが進行していれば患者さんは亡くなる。亡くなっていくであろうと思われる患者さんに寄り添っていくことは、治療を託された外科医としては大変つらい。患者さんと正直に何もかも話し合って治療を進めるとしても、治療を託された医師が死にゆく過程をともに過ごし、最期を看《み》取《と》ることは、患者さんとのあいだに人間同士の深い交わりがないと難しい。

父がホスピスで亡くなったことをきっかけにして、私はホスピスでの医療を志した。ホスピスで多くの死にゆく人たちに接してきた。人が死ぬ間際にはどうなっていくかを見つめてきた。みな、静かに息をひきとる。機械の音はなく、家族が患者さんにかける声だけが聞こえる。家族が患者さんにかける優しい言葉が聞こえる。亡くなる人は家族に見守られて、苦しさはなく、安らかに眠っている。静寂のなかで、何事もなかったかのように患者さんは旅立つ。遺された家族には、悲しさのなかにも安堵の色が見られる。私は、自分もこのような最期を過ごしたいと思う。多くの人たちもこのような最期を過ごすことを望んでいる。

病気と闘って、それに打ち勝ち、長生きをしたいというのは、誰もの願いである。それを私も応援している。その願いを叶えるために、外科医として手術をさせてもらった。願いが叶えられた患者さんも数多くいた。しかし、人間として生まれたからには誰でも経験しなくてはならない最期の時がくる。そのとき、未知なる世界へ旅立つことは、誰にとっても不安であり、恐れをいだくものである。痛みなどの苦しみは、ぜひ避けたい。

どうしたら、その人なりに納得できる治療が受けられ苦しみが少なく病気と向き合うことができるかを考えてみた。進行したがんで、治療の選択に悩む人たちの参考になり、励ましになれれば幸いである。

なお、プライバシーに配慮し、本書に登場する方々はすべて仮名にし、事実関係を少し変えている。

こんなに身近なホスピス　目次

第3章 心のケアについて 115

第1章

ホスピスはどのように役立っているか

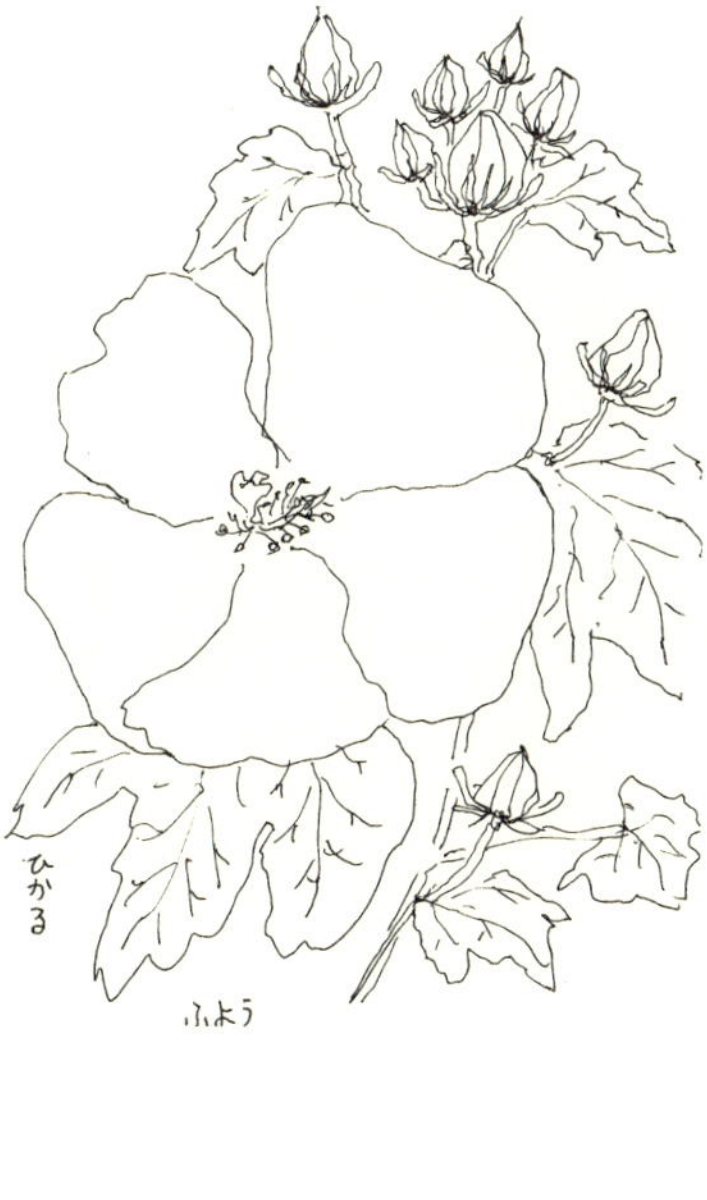

1 ホスピスの一日

ホスピスのことをいろいろなところから情報として知ってはいても、実際にホスピスでケアを受けている人は、どんな一日を過ごしているのか、詳しく知っている読者は少ないだろう。私自身もホスピスで働く前には、ホスピスを特別な場所のように感じていた。しかし、働いてみると、そこには喜び、怒り、哀しみ、楽しさが入り交ざり、「死を待つための」特別なところではないことがわかった。

ここでは、ある患者さんの一日を紹介したい。ここに登場する患者さんは、仮に山田さんとしておこう。山田さんは七十五歳の女性である。農家に嫁いできたという。顔には、深いしわが刻まれ、両手にもささくれがあり、土とともに長い年月を過ごしてきたことが読みとれた。

病名は直腸がんで、肺、肝臓、腹腔内リンパ節に多数の転移をきたしていた。二年前に手術を受け、その後、抗がん剤治療を続けてきたが、がんを抑えることはできなかった。山田さんの苦痛は、腰から臀部、大腿部にかけての痛みと、吐き気、両方の下肢が大きくむくみ、思うようにトイレに移動できないことであった。ホスピスに入院するまでは、ご主人とともに息子一家と同居し、嫁の介護を受けながら自宅で過ごしていた。痛みが強くなり、移動が困難になってきたために、ホスピスに入院することを決意した。告知を受け、直腸がんで転移があることを山田さんは知っていた。しかし、よく話を聞いていると、ホスピスのことは正しく聞いておらず、前の主治医から、「よく看てくれるいい病院があるから、そこを紹介します」と言われて、入院の運びになったという。

患者さんが気持ちよく過ごせるようなケア

山田さんがホスピスに入院して、ちょうど一週間経った日である。私は、看護師の朝の申し送りに参加し、前夜の患者さんの様子がどのようなものであったかを私なりに理解してから患者さんの病室を訪れることにしている。その日は、臀部の痛みのために十分な睡眠を得られなかったと申し送りがあった。山田さんと私との会話を再現してみよう。

私　おはようございます（と言いながら、病室の椅子に腰かける）。昨日の夜はお尻が痛かったようですが、いまはどうですか。

山田さん　おはようございます。仰向けになることができしませんので、いつも座ったままの姿勢やで、お尻が痛くなってしまいますねん。

私　そうですか。横になったら、息をするのがしんどくなるのでしたね。痛いのはかないませんよね。一度痛いところを見せてもらえませんか。

山田さん　朝から、えらい汚いところで申しわけおませんが、どうぞ見ておくれやす（横向きになることはできなかったので、起き上がり、前屈みの姿勢になって診察する）。

私　赤くなっています。床ずれになりかけですね。ちゃんと痛みがとれるように手当てをしましょう。

山田さん　へえ、おおきに。ここに来てから、若い看護師さんでも、みんな、やさしゅうしてくれはるので助かってますねん。

私　遠慮なく何でも言ってくださいね。足のだるさはどうですか。

山田さん　なかなか、ようなってきません。先生、治りまっしゃろか。

私　なかなか、ようなりませんね。山田さんは、自分では、なんでこんなにだるくなったのか、どんなふうに思っていますか。

山田さん　これは、転移のせいでっしゃろ。

私　これは、もともとの腸の病気が原因となっていますね。だから、治るにしても、相当時間がかかるでしょうね。早くよくならないと、ご主人も心配しますね。

山田さん　そうですねん。昨日も見舞いに来てくれて、早よう帰ってこいと言ってましたんや。私がおらんと話す相手もなくて、寂しいみたいですわ（笑）。

私　それはそうやと思います。長年連れ添ってきた奥さんが入院したら、男は、翼をもがれたみたいになりますよ。ところで、連れ添うようになって何年くらい経つのですか。金婚式も迎えられたんですか。

山田さん　そうですねん。もう過ぎました。五十五年になりますでっしゃろうか。そのときには、子どもらが、お金を出してくれて旅行に出かけてきましたんです。

私　ほーっ、すばらしいですね。そんなことがあると、それまでの苦労が吹っ飛びますね。

山田さん　そうですねん。楽しかったです。振り返ってみると、ええ人生やったかなと思います。先生のところも子どもさんがいはるんでしょうか。

と、話題が私のことに及んで、これからはしばらく私の身上調査が始まり、三人の子どもがいること、一番下の高校生は何を考えているのかさっぱりわからないことなど、私の悩みを聞いてもらった。その間の詳しい記述は割愛する。

私　私の悩みを山田さんに聞いてもらって、ついついしゃべりすぎてしまって申しわけありませんでした。

山田さん　いいえ、先生がこうして私みたいなおばあさんに何でも話しかけてくれるのでうれしいです。私は、病院にいるから、みんなから話しかけられるけど、おじいさんは日中ひとりやから早よ良くなって帰りたい。

私　そうですね。早く帰れるといいですね。さっきも言ったように、このむくみは、簡単に治すことは難しい状態です。病気が出てきたのはここ数年ですが、病気そのものは、だいぶ昔からあったものです。これは、山田さんの人生の歩みのなかから生じたもので、何が良かったかとか何が悪かったかとかの問題ではないと思います。毎日がんばって過ごしているうちに自然にこうなってきたものだから、痛いこととか、足がむくんでしまったこととか、思うように歩けないことはほんとにつらいけど、いままでやってこれたんやから、これからも何とかなりますよ。きっと。

山田さん　あー、そうでんなー。そやけど、何とか治りますやろか。

私　治るといいですけど、いまの目標は、痛みがもう少し落ち着いて、足のむくみがもう少し収まって、お正月を、家でご主人とゆっくり過ごすことやと思います（この会話は十二月初旬のもの）。

山田さん　そうですねん。昔みたいに動きたいとは思わんのですけど、もう一回、畑に出たいですわ。

私　いまは寒いから、畑はちょっとしんどいかもしれません。とりあえず、正月は家で過ごすことを目標にして、がんばりましょう。

山田さん　そうですねん。そないできたらうれしいですわ。よろしゅう頼みます。

約三十分にわたりこのような会話をした。山田さんは、治療によって、快方に向かうことを期待している。それで、そのことを確認したくて、治るかどうかを聞き返している。私は、現実的には山田さんが思っているほどには回復することは難しいことを伝えようとして話をしているが、なかなか伝わっていない。最後は共通の目標を決めて、ともに努力することで回診を終わった。

山田さんは朝の回診のあと、看護師に床ずれを起こしかけている場所の手当てをしてもらい、ハドマーというむくみを軽減する装具をしばらくの間装着してむくみの治療をおこなった。午後からは、面会にきた同居しているお嫁さんとボランティアのティータイムのサービスを受け、そのあと、看護師からマッサージを受けた。夕方、私が二度目の回診に訪れると、患者さん向けの院内広報誌を読んでいて、「今日は割と楽でした」と話してくれた。この広報誌に目を通しながら、「ええことが書いてありますわ。先生もいろいろと忙しいでんな」とわれわれに気持ちを向けてくれた。そこには、ホスピスケアについての小さな記事が載っていた。このときには、朝の回診のときのような長い話はせずに、病室をあとにした。

この回診のあとに、面談室で面会に来たお嫁さんに病状の説明をおこなった。患者さんは、元気になることを考えているが、転移が広がっているので、一カ月以内にお別れの時が来る可能性が高いことを説明した。さらに、患者さんにはお正月を家で過ごすことが目標であると伝えたが、そこまでの余裕がないので、近いうちに外泊できるように調整していくことがいいことを説明した。また、山田さんのご主人の見舞いの回数を増やすほうがいいことも伝えた。お嫁さんは、涙を見せながらも、息子さんと相談することを約束して帰宅した。

このように、ホスピスの一日は、必要とされる身体的な治療をおこない、そのうえで多くの職種のスタッフが、その日一日を患者さんが芯から気持ちよく過ごせるようにさまざまなケアをおこなっている。また、家族には病状について繰り返し説明して、家族の悲しい気持ちが出せるようにする。そして、家族のつらい気持ちを理解することも大切なホスピスの仕事である。

2　ホスピスの意義

ホスピスが、現代医療のなかで果たしている役割とはなんだろう。ホスピスは、「病気を治す」と考えることが中心ではなく、病気にともなうさまざまな「苦痛を軽減しよう」とする働きである。こう表現すると、どこか本質を無視した、枝葉末節にとらわれたつまらない働きのように映るかもしれない。

しかし、たとえば我慢できないような痛みを感じるときに、人は何より先に、その痛みをとってほしいと願うのではないだろうか。痛みがとれてから、その原因を探せばいいではないかと考えるのが、痛みをもった人の発想だろう。痛みの原因がわかっても、痛みが除かれなければ意味がない。このように、患者さんに起こっている苦痛を除くことを第一とするのがホスピスの考え方である。

人間らしい生を全うすることを支える

歴史を振り返ると、ホスピスの原型は中世ヨーロッパにさかのぼるといわれる。聖地エルサレムをめざす巡礼の旅人や、病人、貧困者に、修道院が一夜の宿を提供し、食事を用意して温かくもてなしたという。十九世紀後半になって、ホスピスは死を看取るための施設としての役割を担うようになった。アイルランドのダブリンに、治療不可能な死にゆく病人に慰めと安らぎを与えるために、病院とは異なる、静かで小さな家が建てられた。

近代的ホスピスの誕生は、一九六七年にロンドン郊外に設立されたセント・クリストファホスピスである。ここでは、死を否定的にとらえてきたこれまでの医学の流れに対して、死はどうしても避けられない人生の自然な出来事としてとらえ、不自然な延命より、苦痛を緩和して、人間らしい生を全うすることを援助しようという基本姿勢に立つものであった。末期患者に対して、積極的にモルヒネを使った痛みの治療がおこなわれた。ここを中心にしたホスピス運動が、一種の医療革命・社会運動のかたちをとって広がり、現在では世界六十カ国以上の国々にホスピスが建てられている。

このように、ホスピスは延命をめざすこれまでの医療のあり方に対して、人間らしい生を全うすることを支える医療ということができる。つまり、「病気」に焦点をあてるのではなく、病気をかかえている「人」に焦点をあてるものである。そのような、「人」の感じるさまざまな悩み、痛みに対して治療をしていく医療がホスピスでおこなわれている医療である。そう考えると、ホスピスでの医療は特殊なものではない。医療の原点に帰るものである。近代医学の発展は、人体を細かく分析して、細分化する方向で発展してきた。遺伝子の解明も進み、人間の遺伝子地図ができあがるところまできている。そのような成果により、私たちには病気の治癒率の向上と平均寿命の延長がもたらされた。

しかし、医学の進歩にもかかわらず、がん患者の全人的苦悩は現在も続いている。細分化の方向に頼るだけでは、苦悩に答えがみえてこない。統合する方向へも目を向けていかなければならない。ここでいう統合とは、いわゆる西洋医学に対する統合医療とは違う。人間の一生を考えた時間のなかで、病気を患《わずら》って過ごす季節《とき》の意味合いを考えることである。病気を排除する方向で考えると、細分化の方向へ進んでしまう。しかし、細分化を極めても限界がある。

人間だから亡くなっていく

病気は排除されなければならないのか。人間は生き続けるもの、生き続けてこそ価値があるとする考え方しかないのだろうか。その希望は、誰もがもつものであるが、人間であるかぎり、その希望を叶えることはできない。生老病死が人間の宿命である。人間が亡くなっていくのは、がんだから亡くなっていくのではない。病気だから亡くなっていくのでもない。人間だから亡くなっていくのである。

そのことを考えることなしに、病気に対応しようとしても、結果的には対応しきれないことがある。自分の一生と病気とは相容れないものではなく、一生のなかに病気は含まれるのである。そのような考えをもつことが統合することと考えている。統合する視点をもって病気と闘うことが必要である。病気と闘うとは、どういうことをいうのか。病気を完全に排除するまで闘い続けることを病気と闘うと考えがちだが、ほんとにそうだろうか。

ホスピスでは、そういった意味では、病気と闘っている人はいない。ホスピスで闘う人たちは、自分の人生と闘っているのである。けっして負け戦を闘っているのではない。自分の人生に降りかかる火の粉と闘っているのである。病気から逃れようとしているのではない。もし、病気から逃れたいと思って病気と闘っている人は、けっして病気から逃れることはできない。病気を人生のなかでの、自分に与えられた試練ととらえて、それを乗り越えようと、積極的な気持ちで毎日を過ごす人には穏やかな日々がくるが、病気から逃れることを望む人は病気に飲み込まれてしまう。いわば、いい意味で開き直って、毎日を生きている人、抗がん剤をがんとの闘いととらえるのではなく、自分との闘いととらえることのできる人に安らかな時が与えられる。病気に負けまいとしてつらい治療に歯を食いしばって耐えることが、病気と闘うことのすべてではない。統合された考え方をもって積極的な治療を受けないことも、立派に病気と闘うことだと思う。

ホスピスを訪れる人たちは、必ずしも、みずから積極的にホスピスを選んだわけではない。その前に診《み》てもらっていた病院から勧められて決断した人もいる。十分な説明がなく病院を替わると言われただけで、病名告知もなされないままにホスピスに来る患者さんもいる。共通していることは、治すことが不可能と考えられる病気をもち、自立して過ごすことが困難な状況にあるということである。

そのような患者さんは、しばらくの間ホスピスで過ごし、誰もが穏やかに最期の時を迎えている。告知を受けた人も、受けていない人もである。みずから選んだ人も、ホスピスを知らないで来た人もである。その人らしく死んでいくのである。がん患者さんの多くは、一般の、治療を中心に考えられた病院で亡くなっていく。残念なことだが、そういうところでは現在のところ、患者さんとして扱われ、患者さんとして最期を迎える。

一方、ホスピスでは、「病気」の部分にかかわることより、その「人」の部分で大きなかかわりをもって治療しているので、最後も人として最期を迎える。人間としての尊厳をもって最期を迎えるように私には思える。その差がとても大きい。ホスピスの意義について考えるとき、結論としては、死をも含めて最後まで人間らしく過ごすことができる場所といえる。

3　患者さんから学ぶこと

ホスピスにはどのような患者さんが入院してくるのだろうか、ホスピスで過ごす患者さんはどのように毎日を過ごしているのだろうかと興味をもつ読者もいるだろう。ホスピスでは、患者さんの「その人らしさ」を支えることに主眼を置いているので、その過ごし方は、患者さん次第である。「その人らしく」過ごしてもらえれば、どんな過ごし方でもいいのである。そのなかで、私の印象に残っている患者さんを紹介してみよう。

死を取り込んで生きる

村井さんは六十九歳の男性で、ある研究所の所長を務めていた。胃がんで、ホスピスを受診する三年前に手術を受けたが、がん性腹膜炎と診断された。すでに手遅れの状態であることは本人に告知されていた。彼は、抗がん剤治療のために仕事を中断するより、最後まで仕事を続けることを選択した。村井さんは、その分野では日本のリーダーの一人であり、国際的にも活躍していた。研究所長としても人望があり、多くの職員から慕われていたという。手術後も国際学会に出かけ、奥さんやお孫さんと海外旅行に行ったりもした。それまでも何度も海外に出ていたが、奥さんと共に出かけたことは一度もなかったそうである。家族とともに海外旅行に出かけることには特別な意味があった。人生の残り時間が少ないことを意識しながら過ごしてきたそうだ。

少しずつ腹水が溜まって腹部膨満感や腹痛を訴えるようになった。ホスピス入院の一週間前に急激な腹痛にみまわれ、手術を受けた病院に入院した。前主治医から病状が厳しいことの説明を受け、家族からホスピスを勧められた。村井さんは、「よし、わかった。だが、その前に研究所へ行って、机を片づけたい」と最後の仕事を口にした。痛みに堪えながら奥さんに車椅子を押してもらって研究所へ行き、希望どおり机を片づけ、トップシークレットの書類を処分した。それからおもだった職員に後事を託して、ホスピスへと向かった。ホスピス入院時の診断は、がん性腹膜炎のために生じた腸破裂で、残された時間はあと数日というものであった。入院時の診察で、私の「一番つらいところはどんなところですか」という質問に対して、村井さんは「私は死ぬのは全然怖くないが、この痛いのがとてもつらいので、これをとってほしい」と、落ち着いた、穏やかな表情ではっきりと言った。けっして強がりを言っているわけではなく、従容《しょうよう》として死を受け入れていることが表情や言葉から読みとれた。さっそく痛みをコントロールしたが、衰弱が進んでくると、意識状態も不安定になり、何度も盃を口にもっていく動作を繰り返していた。奥さんの話では、「主人は、ほんとにお酒の好きな人でしたから、最後までお酒が放せないんでしょう」と微笑みながら教えてくれた。残された時間も少なくなり、村井さんも、家族も、苦しまずに過ごすことを希望していたので、持続的に鎮静剤を使った。村井さんは眠りのなかに、旅立っていった。ホスピスで過ごした時間は、五日間だったが、ホスピスに来るまでの生き様といい、ホスピスで悠々と過ごしていた姿には、こちらが励まされ、教えを受けているようだった。

「先生にとって人間とはなんですか」

ホスピスの患者さんは、村井さんのような方ばかりではない。松井さんを紹介しよう。

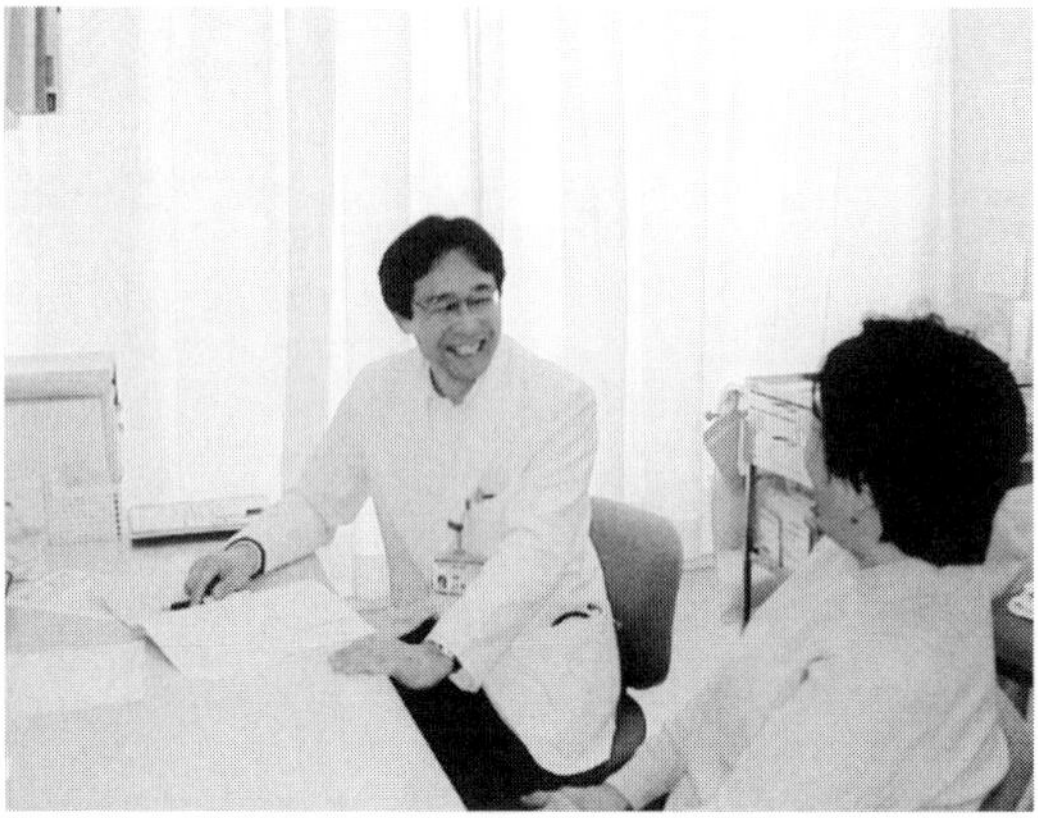

緩和ケア外来診察風景

松井さんは、五十六歳の女性で、卵巣がん、肝転移、がん性腹膜炎と診断され、腹痛の治療のためにホスピスに入院となった。夫と小さな内装関係の下請けの仕事を営んでいた。痛み止めの薬により腹痛は軽減した。

「これまで治療を受けていた病院では、もう治らないと言われた。でも、私はまだ諦めていない。もう一度元気になってお金を稼ぎたい。民間療法で効果のありそうなものはなんでもやってみたい。何が効くか教えてほしい」と、次から次に民間療法の種類をあげて、私に意見を求めてきた。「松井さんに効く民間療法が見つかるといいですよね。だけど、なかなか思ったとおりの薬は見つからないかもしれない。今は、今日のこの一日が、痛みがなくて、いい一日だったと思えるような過ごし方を考える時期だと思いますよ」と言葉を返した。しだいに病状は進み、お腹が腹水のために腫れてきた。毎日の診察のたびに、民間療法の効果はあまり期待できないことと、なぜ、このような症状が生じるかの説明をした。

　入院後三週間たったある日の診察で、松井さんは、「先生にとって、人間とはなんですか」という質問を私に投げかけた。また、今日も民間療法の話かなと思っていた私は驚いてしまい、急には言葉が出てこなかった。「ウー、人間っていうのはね、『あらしめられているもの』だと思いますよ」と私の考えを話した。その日は、松井さんの姉妹が面会に来ていたが、「ホスピスは、病気を治すだけでなく、こういうことも教えてくれるところなのよ」と、松井さんはホスピスの説明を姉妹にしてくれた。そして、「お金以外に、大切なものがあることを、ホスピスに来てわかった」と語った。

　それから数日後、松井さんは家族に見守られて、静かに旅立った。ホスピスで過ごしたのは、ひと月足らずであったが、その間に松井さんは大きな価値観の変化を遂げた。

人のいのちは、その人の放っている光

ホスピスでの仕事のなかで大きな喜びを感じるときは、村井さんや松井さんに出会うこ

とができることである。患者さんから、とっておきのプレゼントをいただいたような気分になる。大きな遺産をプレゼントされたような喜びを感じるのである。それが職業としてホスピス医を続けられる理由だろう。

私は、ホスピスの仕事をはじめてから、さまざまな人たちの最後の日々にかかわってきた。大変な仕事ですね、と言われることもあり、尊いお仕事だ、素敵な仕事だとも言われる。「心に触れる仕事ですね」とある患者さんに言われた。私はこう言われてうれしかった。やはり、この仕事をしてよかったと思えるのは、こころとこころが容易に触れることができるということだ。外科医をしているときには、私が患者さんのいのちを助けようとして積極的にかかわってきた。手術をして悪いところを切り取るのだから何にもまして積極的である。個人的な達成感という点からは、長い手術を終えて、元気になって退院する患者さんを見送ることにはとても大きな喜びがあり満足感があった。

しかし、ホスピス医になって、こちらから働きかけることは少なくなり、どちらかといえば、患者さんの側にいて、話を聴いていることの多い仕事になった。そこで感じたことは、ホスピス医のほうが外科医より患者さんのことを生かしているのではないかということである。人を生かすというのは、いのちを脅かすような悪いところを切り取るということとではなく、重荷を負って行き詰まった閉ざされた心の殻を破ることだと気づいた。

　人間は誰でも、その人のこころの世界をもっている。そのこころの世界に届くことが、その人を生かすことに繋がるのである。患者さんは自分のつらい思いをいろいろ話してくれる。その話のなかに、その人の真実の思いを汲み取っていくことが大切なのである。人のいのちというのは、時間的・肉体的なもの、つまり、目に見えるものとして限りのあるものではなく、目には見えないけれど、その人が放っている光であり、その光は、肉体が滅びても永遠に放たれ続けるものである。そして、その光をきっちり受け取ることが人を生かすということだと思うようになった。それは、こちらから患者さんへの一方通行のものでなく、患者さんが放つ光によって、私も生かされていると感じることでもある。

　だから、生とか死とかは一つの区切りではあるけれど、一連のもので、けっして死んですべてが終わるものではないと考えている。ホスピスは、私の人生観に大きな影響を与えてくれた。自分の達成感だけを求めていた外科医の時代とは違ったものになった。

4　ホスピスに対する誤解

　ホスピスとは、病気の治療が困難な人を対象に、その人が最後まで人間としての尊厳を保ち、その人らしく過ごすことを支える働きである。しかし、多くの人たちにとって、このことは、「ホスピス＝死を待つところ、あそこに入ったらもうおしまい」と理解されてしまう。実際には、ただたんに、苦しみを和らげて死ぬときを待っているだけではない。死ぬまでの残された時間を、積極的に有意義に過ごすことをめざしているのである。

「座して死を待つ所」ではない

　五十六歳の安井さんは、建築家であった。肺がんで、がん性胸膜炎、肝転移の状態でホスピスの外来を受診した。右胸部の痛みが続き、ホスピスを紹介してくれた病院からモルヒネを出してもらったが、効果はみられなかった。半年前から痛みが少しずつ増えてきて、最近では仕事も手につかないほど痛むようになっていた。

安井さんは、食事もできて、設計の仕事も続けていたので、外来通院で治療することにした。安井さんが持参した紹介状やレントゲンフィルムを見て、痛みについてよく診察し、痛み止めの飲み薬を処方して帰宅してもらった。一週間後に、再び外来を訪れたときの言葉である。「痛みは、すっかりとれました。こんなに楽になるとは思いませんでした。ホスピスは、最後の所なので、以前から勧められていたけれど、絶対行きたくないと思って自分なりにがんばってきました。だけど、こうして痛みがとれると、もっと早くからホスピスに来ればよかった。私のあの苦しかった半年はいったい何だったんだろうと悔やまれます」。安井さんは家で設計の仕事を続け、ホスピスには呼吸困難のために入院した。そして、三日後に奥さんに看取られて亡くなった。入院したのは本当に最後の最後であったが、ホスピスの外来には三カ月間通院した。安井さんは、余裕のあるときからホスピスに通院して、痛みのコントロールをした。そのために、結果的には家で仕事を長く続けられた。この安井さんのように、ホスピスにいだいているイメージはよくない。しかし、思い切ってホスピスを訪れることで、新しい展開が開けることが多い。

ホスピスでは、手術もする。五十四歳の松山さんは大腸がんで、同時に肝転移も発見された。その時点では、食事も摂れて、痛みもなかったので、前主治医には手術の必要はないと言われ、何もしてもらえなかったそうだ。健康食品を使いながら一人で治療を続けてきた。しかし、徐々にお腹が張るようになり、腹痛や嘔吐もみられるようになったので、ホスピスを訪れた。

診察の結果、腹痛や嘔吐の原因は、大腸がんによる腸閉塞のためとわかった。外科医を交えてホスピススタッフで検討会をおこなった。肝臓に転移はあるけれど、腸閉塞さえ治すことができれば、再び食事ができるようになって、これから三カ月くらいは普通の日常生活が送れるであろうという結論だった。松山さんに手術を勧めた。松山さんも手術を希望したので、外科病棟に移り、手術をおこなった。人工肛門の可能性もあったが、幸い、腸閉塞の原因となっていたがんを切除しただけの手術で終わった。

松山さんは、それから五カ月間、仕事を続けることができた。松山さんの場合には、ホスピスが前主治医との関係が気まずくなったときの受け皿になった。ホスピスに訪れる患者さんのなかには、松山さんのように前主治医との関係に信頼がおけないで悩んでいる場合がある。

ここに、二人の患者さんを紹介した。この二人の患者さんだけで、ホスピスの役割について結論を出すわけではないが、ホスピスは、けっして「座して死を待つ所」ではない。やりたいことを全部やり終えてから、楽に死なせてもらうためにホスピスに世話になると考えている人もいるかもしれない。それでも来ないよりはいいが、できたらホスピスという言葉が頭をよぎったときに、ホスピスを訪ねてほしい。早ければ早いほど、その後の人生の選択の幅が広がる。

患者さんにも医療機関にも誤解されている

ホスピスに対する誤解のなかで、安楽死を望む人がいる。滝さんは七十五歳で子宮がんであった。恥骨に転移があった。ホスピス受診の二年前に手術を受けていた。そして、半年前に恥骨への転移を告げられた。「もう治らない」と前主治医から言われて、ホスピスに転院することを勧められた。滝さんは、「手術後も医師から指示されたとおり抗がん剤の治療を続けてきたのに、いきなり治らないと宣告されて信じられませんでした。ホスピスで苦しさをとってもらうように勧められましたが、受け入れることはできませんでした。

それで、半年間、毎日悩みました。やっと死ぬ決心がついたのでここにきました」と、入院のときに語った。滝さんは、痛みも軽く食事もできた。私は死が差し迫った問題ではないと思ったので、「お迎えが来るまではもう少し時間がありそうですから、ホスピスでゆっくりお過ごしください」と話した。

するとと滝さんは、「私は半年間悩み抜いて、死ぬ決心をしてきたのです。もう治らないならゆっくりしてもしょうがないでしょ。早く死なせてください」とたたみかけるように迫ってきた。私は、「ホスピスでは、いのちを縮めるようなことはしません。せっかくホスピスに来てくださったんですから、ホスピスのいいところも見ていってください」と返事をした。滝さんは、二カ月ほど入院して旅立っていった。旅立ちが近づくにつれて、「死なせてほしい」と話すことはなくなり、眠って過ごす日が多かった。残念ながら、いいところは見てもらえなかったように思う。

滝さんのように、死なせてほしいとはっきり目的をもってホスピスにくる患者さんがいる。それまでの医療機関がどのようにホスピスを説明していたかわからないが、ホスピスは死なせてくれる所と理解していた滝さんは、ホスピス入所までの半年間は、さぞ苦しい毎日であったろう。誤解をして入院した滝さんは、ホスピスでの日々もつらかったかもしれない。

　ホスピスに入院して「もっと早く来たらよかった」という感想をもらす患者さんは多いのである。どうして早くホスピスに来ることができないのかを考えてみると、「死にに行く所」と誤解されているからである。患者さんも医療機関もホスピスの働きをしっかり勉強しなければならない。それと同時に、ホスピスでも誤解をとくようなＰＲが必要である。

第2章

緩和医療は、いま

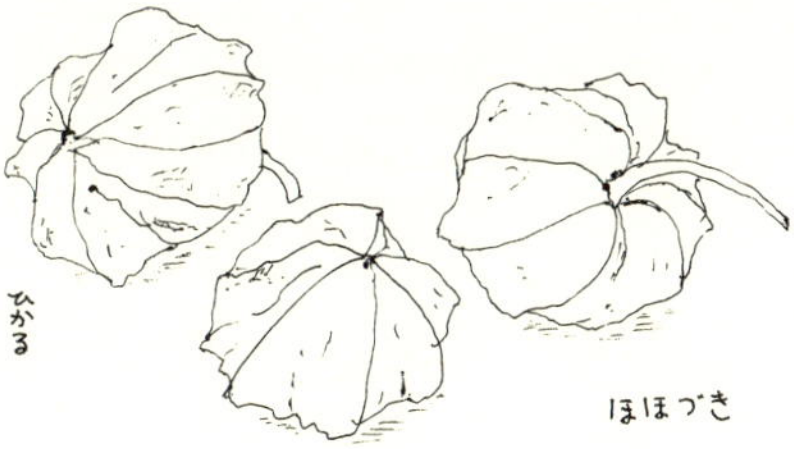

1　がんという病気について

がんは、悪性腫瘍といわれるもののひとつである。その仲間には肉腫と呼ばれるものもある。

まず、腫瘍の説明をしよう。腫瘍とは、体内のひとつの細胞がその細胞の中の遺伝子に傷が入って分裂、増殖が異常に起こり、大きくなった細胞のかたまり（腫瘍）である。わかりやすく言えば、ひとつの細胞が何らかの原因によって、異常に細胞分裂を繰り返して、大きなかたまりをつくった状態である。そして、この異常に分裂する細胞は血液やリンパの流れに乗って、体内に広がっていくという特徴をもつ。これが転移といわれるものである。転移して体内に広がる特徴をもつ腫瘍を悪性腫瘍と呼ぶ。そして、転移した新しい場所でも異常に増殖する。最終的には、がん細胞が正常な細胞を凌駕してしまい、本来の機能を果たせなくなって、そのために人間は死に至るのである。

なお、腫瘍のなかには、悪性腫瘍に対して良性腫瘍と呼ばれるものがある。これは、かたまりはつくるが転移をしない腫瘍のことをいう。こちらはかたまり（しこり）を切除するだけで治すことができるので、いのちには別状ない。

生活習慣病のひとつ

細胞の中の遺伝子に傷がつく原因になるものとして、ウイルス感染などもあるが、食品や嗜好品、生活習慣など多くのものが指摘されている。がんが生活習慣病のひとつといわれるゆえんである。生活習慣から生ずるとすれば、体の中では、常にがんになる要因にさらされているわけで、正常細胞ががん細胞に変わることは誰にでも起こりうることである。実際、がん細胞もできたばかりのときには、人間に備わっている免疫機能の働きで、処理されているのである。しかし、長年の生活習慣から発がんの危険にさらされて、がん細胞の数が増えていくと、免疫機能では処理されず、がんのかたまりができてしまう。

外科医の時代にも、ホスピス医になってからも、患者さんや家族から、「がんになってから何年くらい経っているのでしょうか」と質問を受ける。最近の研究では、ひとつのがん細胞が増殖して、早期がんとして認められるまでに、平均して二十四・五年かかるそうだ。そして、がんが直径三センチを超えると、発育のスピードが急速に速まり、がんの大きさが、総量で直径十センチ、重さ一キロを超えると、人間は生きてはいられないということである。成長が一段落する二十歳過ぎからがん細胞が増殖しはじめ、長い年月を経て、五十歳前後にがんとして認識されるようになるのが、平均的ながんにかかる人のコースといわれている。

がんについて、さらにあまりありがたくないことは、何度でもがんにかかる可能性がある点である。一回がんにかかったからといって油断はできないのである。一生の間に二回も三回もかかる人も現実にある。ホスピスを訪れる患者さんのなかにも、過去に数回のがん手術を受けて治っているのに、最後にできたがんのためにホスピスに入院する人もいるのである。がんは、先ほど述べたように、生活習慣のなかに発生の要因が含まれているので、がんになったら、思い切って生活のリズムを変えないと、再びがんにかかることも十分に考えられるところがいやらしいところである。

早期発見、早期治療がカギ

がんは、できた場所によって、胃がん、肺がん、子宮がんなどと呼ばれる。しかしそれ以外に、早期がんと進行がんに分ける方法もある。早期がんは、文字どおり早期のがんである。これは、臓器によって考え方が違う。腫瘍の大きさで決めるものもあれば、大きさではなくて、深達度（表面的な広がりではなく、立体的な奥行きのこと）で決めるものもある。たとえば、胃がんは胃壁の中の粘膜層に発生するのであるが、深達度が粘膜層か粘膜下層にとどまり、リンパ節転移も胃に接したリンパ節にとどまるものを早期胃がんという。深達度は、どの程度の深さまで進行しているかを表す指標である。深達度が浅いとリンパ節転移は起きない。乳がんの場合では、早期乳がんと呼ばれるものは、触診上、大きさが二センチ以下で、転移を思わせるリンパ節を触れず、遠隔転移（肺、骨、肝、脳など、元の臓器から遠く隔たった所への転移）を認めないものとなっている。

胃がんと乳がんを例にあげたが、早期がんの特長は、治療効果がよいことにある。九〇パーセント以上の可能性で治るといわれている。

進行がんとは、早期以外のがんをいう。早期がんは治る確率が高いと書いたが、それでは、進行がんはどうだろうか。進行がんの場合には、進行度分類に従って治療効果が判断されている。第Ⅰ期から第Ⅳ期またはⅤ期に分類されている。第Ⅰ期は早期がんである。第Ⅱ期以後が進行がんである。数字が増えるほど、進行度が進み、治療効果も悪くなる。Ⅳ期、Ⅴ期のがんになると、治る確率は二〇パーセント前後に落ち込むことが多い。

以上のことから、早期発見、早期治療の必要性が理解されるだろう。症状が現れてからでは遅いことが多いので、症状が現れる前に発見しなければならない。そのために、がん検診がある。

日本では現在、肺、胃、大腸、乳房、子宮についてがん検診がおこなわれている。しかし、この五つの検診を年一回のペースで受けていても、すべて早期がんで見つかるわけではない。検診の精度という壁がある。検診の効用については議論の多いところだが、近年増加傾向にある大腸がんでは有効性が認められている。

がんの治療については項を改めて話してみたい。

２　がん治療の現況

がん治療の現況について概説してみよう。

個々の治療法の実際については、担当の医師に尋ねたほうがいいが、ここでは、基礎知識になるものをあげてみる。

がんの治療法としては、大きく分けて三通りに分けられる。手術、放射線治療、薬物治療である。それから、もうひとつこの本の中心的テーマである緩和ケアを選ぶという選択もある。これは、この本のなかに詳しく述べられているように、がんを排除することをめざしたものではなく、がんはあってもその影響を最小限にくい止めて、患者さんがその日一日を充実して過ごすことを目的とした治療法である。

手術、放射線治療、薬物治療

はじめに、外科治療について話そう。がんに対する治療法としては、外科手術の歴史が古く、がん治療の中心的役割を果たしてきた。手術の基本原則はがん病巣を十分に除去して再発させないことで、しかもそれが安全におこなわれ、社会復帰も円滑に進むことである。手術はこれらを念頭に置いて手術術式が決められる。そのためには、がんの広がりを正確に診断することが重要になってくる。したがって、いくつもの検査を受けることになる。時には、別の場所にがんが見つかることもあるので注意しなければならない。また、患者さんが本当に手術に耐えられるかどうか、心、肺、腎、肝などの機能も綿密にチェックすることも大切である。あたりまえのことだが、血もきちんと止まることを確認しなければならない。がんの進行度によって、手術にのぞむ姿勢が異なってくる。

早期がんには、安全性、根治性（病気を根本から完全に治すこと）、術後機能保持のすべての点で満足でき、しかも、できるだけ小さな手術を心がける。局所進行がんには、適正なリンパ節郭清（がん病巣とともに転移の可能性があるリンパ節を切除すること）をおこなって根治性を高め、しかも、術後機能を確保して、遠隔成績（長期の生存率）を上げることをめざす。また、根治切除可能ならば、安全性の許容範囲で手術を拡大し、たとえ術後に身体機能が落ちても、根治性を求める場合もある。この手術のためには、もちろん、患者さんや家族に十分な説明が必要である。

根治手術が不可能な末期がんの患者さんに対しては、必要最低限の姑息手術（がんの治療を目的とした手術ではなく、症状を軽減するための手術。たとえば腸のバイパス手術）にとどめ、患者さんのＱＯＬ（Quality Of Life、生活の質）の改善に努めることなどがポイントとされている。

次に、放射線療法について説明する。この治療法は、手術療法と同じ局所療法である。手術療法に優る特徴として、病巣周囲正常組織の形態・機能を残せることがあげられる。また、一般的に、数週間にわたって治療がおこなわれるので、全身に対する影響が少なく、手術に耐えられないような患者さんでも治療可能であることがあげられる。一方、放射線療法の欠点は、対象とするがん病巣の大きさ、がん組織の形態（病理組織という）、細胞周期などによって治療効果が異なるので、局所制御の確実性が手術に比べて劣ることである。がん細胞の放射線感受性の不均等性は、がんが大きくなるほど顕著になるため、局所制御の確実性もがん病巣が大きくなるほど低下する。したがって、放射線治療は早期に見つかった小さながんで、その治療効果が高いといえる。

一方、放射線治療を、根治を目的とするのではなく、症状緩和の目的で使うことが増えてきている。骨転移による痛みや、がんのために脊髄、食道、上大静脈が圧迫されている場合、喀血や血尿などの場合、脳、皮膚に転移した場合などにおこなわれる。症状緩和のための放射線治療は、根治的な治療に比べると、治療期間、照射量とも少なく、放射線治療による副作用も少ない。

薬物療法には、抗がん剤を用いる化学療法、ホルモン剤を用いる内分泌療法、免疫賦活剤を用いる免疫療法が含まれる。これらの治療法は、手術や、放射線治療が局所療法なのに対して、全身療法といわれる。抗がん剤は、化学合成、細菌の培養液、植物などから得られる。それから、試験管での前臨床研究をへて、第一相研究で適切な投与量の決定をおこない、第二相研究で有効性と安全性が検討される。また、第三相研究ではどのような薬剤の組み合わせが従来のものに比べて優れているかを検討する。このような段階をへて、標準的治療法が決められている。

抗がん剤の効果については、こちらが期待したほどの効果が得られない場合も多い。現段階で抗がん剤の効果については四つのグループに分けられている。抗がん剤で治ると考えられているがんは、急性骨髄性白血病、急性リンパ性白血病、悪性リンパ腫（中、高悪性度）、睾丸腫瘍、絨毛がんである。白血病以外は、なじみの少ない名前が並んでいる。病気の進行を遅らせることができるがんは、乳がん、卵巣がん、多発性骨髄腫、小細胞肺がん、慢性骨髄性白血病、悪性リンパ腫（低悪性度）である。もうひとつランクが下がり、症状を和らげることができるとされるがんは、前立腺がん、甲状腺随様がん、軟部組織腫瘍、骨肉腫、頭頚部がん、食道がん、胃がん、大腸がん、胆道がん、子宮頚がん、非小細胞肺がんである。あまり効果が期待できないと考えられるグループには、脳腫瘍、悪性黒色腫、腎がん、膵がん、肝がんが含まれている。こうしてみてくると、日本人に多い非小細胞肺がん、胃がん、大腸がん、肝がんなどは、延命することは難しいグループに属している。これまでの研究の成果から、抗がん剤は約一〇パーセントのがんの根治に寄与してきたといわれている。しかし、抗がん剤の開発には目覚ましいものがあり、以前には期待できなかったがんにも効果がみられるものもある。

進行度によって違う治療法

さて、ここで、がんの進行度別の治療法を紹介してみよう。がんは進行度によって治療法が決まってくる。早期がんと呼ばれる初期のがんであれば、小さながんの部分をきれいに取り除くことが第一選択である。これが手術である。食道がん、胃がん、大腸がんでは、内視鏡を使って初期のがんを取り除くことができることもある。子宮頚がん、悪性リンパ腫、耳鼻科領域のがん、食道がんでは手術の代わりに放射線治療も可能である。早期がんでは、患者さんのＱＯＬの向上を考えて、手術はできるだけ縮小する傾向にある。

たとえば乳がんの場合、以前では、乳房全体と、その下にある大胸筋、小胸筋を切除していたので、切除したほうの胸は肋骨の形が現れるほど薄い胸になっていた。最近では乳房温存手術と呼ばれ、腫瘤の存在する部分だけを切除し、その後放射線療法を併用する方法が選ばれる。また、同じ手術といっても、胃がん、大腸がん、膀胱がん、肺がんなどでは、内視鏡下手術もおこなわれている。この方法は、皮膚に三～四カ所の小さな切開を置き、その創から内視鏡や鉗子（かんし、組織をつまみあげる道具）を入れて、テレビの画面に映し出された映像を見ながら手術をする方法である。従来のように、手術の創が数十センチに及ぶ大きな切開を必要としないので、手術後の痛みも少なく、回復も早い。

次に、局所進行がんの場合を考えてみよう。早期がんとはいえないが、がんが局所に留まっている場合である。この場合には、手術、放射線治療、抗がん剤を組み合わせた集学的治療がおこなわれる。どんな併用の方法が最も有効かは、がんの種類によって検討されている。しかし、多くの集学的治療は、まだ発展途上にあり、今後の研究成果が待たれる。

さらに進行して、がんが全身に転移した場合を考えたい。転移をしても、それが一カ所に限定されている場合には、手術で取り除くことも考えられるが、多くの場合には、手術や放射線治療などの局所に対する治療ではなくて、抗がん剤やホルモン剤、免疫賦活剤を使った全身療法が選ばれる。

二十世紀後半の医学の発展により、がんにかかった人の半分は治るといわれている。その原因は早期発見によるところが大きい。進行がんで見つかった場合の治療については、未だに満足すべきものはない。多くの人たちの願いは、一日も早いがんの治療法の確立であるが、現状では、転移したがんを治すことは極めて難しいと言わざるをえない。

3　ホスピス受診の時期

ホスピスについて紹介をするために、ときどき講演をさせてもらうことがある。そういうときの質問には、「どの時点でホスピスを受診すればいいか」「お金はいくらかかるか」というものが多い。ここでは、ホスピス受診の時期について考えてみたい。

セカンドオピニオンのためでもよい

村田さんは、七十四歳の男性である。五年前に喉頭がんで手術を受けた。その後の経過はよく、手術を受けたがん専門病院で定期検診を受けるくらいであった。その間、レントゲン写真は一枚も撮影していなかったそうである。そして、ホスピスを訪れる一カ月前、咳が気になり、レントゲン写真を撮ってもらった。レントゲンには、左右の肺に数個の腫村田さんを瘤陰影が写し出されていた。これを見たがん専門病院の医師たちはあわてて、村田さんをそっちのけにして議論を始めた。その様子が村田さんには、責任のなすり合いをしているように映った。村田さんには、喉頭がんの肺転移か、肺がんが新しくできたものだろうと説明があり、詳しい検査の予定が組まれた。

突然の事態に、村田さんは度を失った。とりあえず、検査の予約をして帰宅した。家に着いてから、いろいろな状況をよく考えた末、ホスピスを受診した。いわば、セカンドオピニオンを求めて来院したのである。「定期的に通院していたにもかかわらず、レントゲン写真を撮らないでおいて、五年も経っていきなり転移かもしれないと言われても、すんなりと受け入れることはできない。医師たちが、真剣に自分のことを考えてくれているようには思えなかった」という。ホスピスを受診するさいには、前主治医からの診療情報と、参考になるレントゲン写真や血液検査の結果をそろえてもらうのだが、村田さんの場合には、そのような情報がないまま、ホスピスに駆け込んできた。そこで、とにかくレントゲン写真を撮ってみることにした。そうすると、村田さんの話のとおり、両方の肺に百円玉から五百円玉の大きさの腫瘤陰影が写っていた。村田さんは、「今のところ、症状はないので、これ以上検査を受けたくはない。検査を受けたとしても、両方の肺に広がったがんだったら助かることは難しいと思う。ホスピスに通院しながら過ごしたい。苦しい症状が現れたときにそれを除くように治療してほしい」と語った。

それ以来、村田さんは、以前から服用していた狭心症の薬と去痰剤を飲みながら外来通院を続けている。夫婦で、あるいは独立した息子さん一家と旅行に出かけたりしている。私に、おみやげを買ってきては、各地のみやげ話をおもしろおかしく語ってくれる。幸い、進行の遅いがんのようで一年に二〜三回のレントゲン検査でも、腫瘤の増大はわずかであり、通院もすでに二年以上になっている。

村田さんのホスピス受診の時期は一般的ではないが、この時期にホスピスを受診することが最もふさわしいのである。セカンドオピニオン（六八ページを参照）のための来院でもよい。選択肢のあるうちにホスピスを受診することが望ましい。多くの患者さんは、抗がん治療を状態が許すかぎり続ける。その間に、がんのための痛みが強くなってきて、鎮痛剤を飲む。最近では、モルヒネの製剤も使いやすくなってきたので、以前に比べると痛みもよく抑えられていることが多い。抗がん剤を続けても、再発を繰り返し、「これ以上に方法はありません」と伝えられて、ホスピスを紹介される。こういう場合が一般的なホスピス受診の時期になっている。

あらゆる可能性を試してみて、その結果が出てから、ホスピスを受診する――この時点で、ホスピスを訪れた場合には、ホスピスで過ごす時間はおおよそ一カ月である。一カ月という時間は、ほっとした時間がとれる患者さんもいるが、ほっとした時間がとれないままに衰弱していく患者さんもいる。このくらいの時間では、ホスピスの生活になじまない間に悪化する患者さんをたくさん見るのである。

難しい選択は早めのほうがいい

これを防ぐためには、余裕のあるうちにホスピスを訪ねてもらいたい。治療法の選択肢のなかに、ホスピスも選択肢のひとつとして考えてみることを勧める。がんは発見されたが、その時点ですでに転移が認められたとき、手術は無事に終わったけれども、再発の可能性が高いと言われたとき、抗がん剤を何種類か使ってみたが再発し、新しい抗がん剤を勧められたときなどである。村田さんはこのような時期にホスピスを受診したのである。

いくつかの選択肢のなかから、ある人は、抗がん剤を選択するかもしれないし、また別の人は緩和ケアを選ぶかもしれない。そのようにしてホスピスを選び、身体的にゆとりがあると、自分の時間を自由にすごすことができる。旅行に出かけることもできる。少しくらい身体の調子が悪くても、ホスピスのスタッフがかかわることにより、痛み止めやその他の症状を抑える薬を飲みながら、無理かもしれないなと思われる旅行もできたりするのである。治療法の選択の余地があるときに、ホスピスのことも考えてほしい。この時点でホスピスを考えられる人は、自分のいのちについて、よく考えている人である。死への準備を整えている人だ。できれば避けたい選択だが、それを積極的に考えることが、本当は大切なのだと思う。あとになればなるほど、敷居が高くなって決断しづらくなるものだ。難しい選択は、早めのほうがいい。おそらく、皆さんがもっているイメージよりずっと楽になれる所である。それに、ずっといきいきして居心地のいいところである。

4　医師の治療方針に疑問をもつとき

ホスピスでの治療を希望してくる患者さんのなかには、それまでかかっていた病院から紹介状を書いてもらって円満にホスピスを受診する患者さんもいれば、前主治医の治療方針に疑問をもち、ホスピスに助けを求める患者さんもいる。

症状緩和の技術は、まだまだ普及していない

前嶋さんは五十歳の女性患者さんであった。子宮がんで骨盤内にがん再発がみられた。前医で放射線治療を受けるために入院していたが、骨盤の痛みが増強し、モルヒネを使って痛みをコントロールしていた。しかし、痛みは増えるばかりで、とうとう鎮静をかけられてしまった。鎮静とは、つらい症状を軽減するために、意識レベルを下げる治療法のことをいう。この結果、一日中眠っている状態になってしまった。

息子さんが、医師に尋ねたらこれしか方法がないと言われたそうだ。息子さんは、このままでは母親が、話すこともなく死んでしまうであろうと考え、ホスピスに電話をしてきたのである。話の内容から私は、モルヒネだけではコントロールの難しい痛みであろうと判断した。すぐにホスピスへ転院することを勧めた。救急車に二人の医師が同乗してホスピスに着いたときには、血圧も下がり、危険な状態だった。ホスピスでは、まずモルヒネ

を減量し、鎮静に使っている薬を切ってみた。意識レベルが戻り、痛みを感じはじめたところで、鎮痛補助薬を使った。それによって、耐えられないほどの疼痛《とうつう》はなくなり、会話が成り立つほどにまで回復した。

それから、一カ月をホスピスで過ごした。亡くなったあと、前嶋さんの息子さんは、「この一カ月はホスピスでもらったいのちです。あのまま前の病院にいたら母はその日のうちに死んでいたと思います。すぐ、ホスピスに移ることができ、ありがとうございました。私も母と納得して別れることができました」とあいさつをしてくれた。

前嶋さんは、息子さんの決断によって、わずかの時ではあったが、ホスピスで穏やかな時期を過ごすことができた。前主治医の判断は、ホスピス医の眼からみると、痛みのコントロールの知識が不十分で、骨盤に再発したがんの痛みにはモルヒネだけでは不十分なことを知らなかったのだろうと思う。痛みを含めた症状緩和の技術は、まだまだ普及していないのが現状である。症状緩和で疑問に思うとき、思い切ってホスピスに相談してほしい。相談したうえで、ホスピスに移るか、このままで診てもらうか判断したらいい。自分の技術を過信した医師は、ホスピス医に診せたがらないこともあるが、そういう態度を示す医師のときには、なおさらホスピスに相談するべきだろう。

医師の声より自分の意志を貫く

平田さんは七十三歳の男性で、胃がんであった。上腹部痛のために、自宅近くの開業医を受診し、そこでの胃ファイバースコープ検査で胃がんを発見された。手術を勧められ大病院を紹介された。平田さんは、大病院で、入院、検査の予約をしたあとに、奥さん、娘さんをともなってホスピスの外来を受診した。平田さんはお寿司屋さんをしてきたが、現在は息子さんにあとを任せていて、隠居の身だった。七年前に心筋梗塞を患っていた。そのあとは回復して、いまでは奥さんとともども、その地域のゲートボールの代表選手として活躍していた。

そのような背景をもった平田さんは、入院、手術を勧められたが躊躇《ちゅうちょ》していた。どちらかといえば、手術はあまりしたくないようであった。ホスピスの外来で、内視鏡の写真を見て、私は、「まだ、手術ができないほどの大きさではないので、治る可能性がありますよ。まだまだ、奥さんとペアで選手を続けられますよ」と手術を勧めた。しかし平田さんは、「私は、もう仕事を息子に譲って、毎日気ままに暮らしています。もうこれ以上長生きをしても、やることもないので、手術はしたくありません。このままホスピスで面倒をみてくれませんか」と語った。

私は、「現在は、症状がなく、食事もできるので、それほど苦にはならないかもしれませんが、もし、がんが大きくなって苦しくなったときに、あのときに手術をしておけばよかったと後悔するかもしれませんよ」と問いかけた。「後悔はしません。心筋梗塞をしたので、心臓も弱ってますし、もう苦しい入院生活はごめんです。身体がえらくなったら、ホスピスに入院させてください」と、平田さんは笑みを浮かべながらしっかりと自分の決意を話した。奥さんは、「この人は、言い出したら誰の意見も聞かないんです」と補足した。「ご主人があのように言っていますが、それでいいのですか」と私が奥さんに尋ねた。「もう、本人の好きなようにさせるしか仕方ありません」と長年連れ添った奥さんらしくさっぱりしたものだった。娘さんも、「お父さんの好きなようにしたらいい」と深刻なところはなかった。

症状がないときには、このようなものでもある。「気持ちもまた変わるかもしれませんので、手術するかしないかは、急いで決めないで、ホスピスの外来に通院しながら考えましょう」という結論になった。「最後に診てもらう場所ができたから、これで安心や」と言って平田さんは帰宅した。それ以降、半年に一回の割合で手術の意向を尋ねたが、いつも返事はノーであった。平田さんは、三年間外来通院を続けたあと、ホスピスに入院し、穏やかな最期を迎えた。最後まで笑みを絶やさず、自分の生き方に納得して逝ったように私には思われる。

平田さんは、手術を勧める私を含めた医師の声を聞かず、自分の意志を貫いた。ホスピスに来たからこそできたことである。一般医では、手術を拒否した平田さんのような患者さんは迷惑な患者さんと思われがちである。その点、ホスピスでは、痛みや吐き気が出たときには、それに対する対応策をもっているので、患者さんの希望を叶える過ごし方をともに考えることができるのである。

一方的な治療医に振り回されることも……

加藤さんは、六十三歳の女性で、乳がんで骨、肺、肝に転移していた。五年間抗がん剤やホルモン療法を続けてきた。一時的には効果を認めるのだが、再発を繰り返し、転移も増えてきていた。「医師には、まだ治療法があるのでもっとがんばるように言われていますが、自分としては、やるだけのことはやってきました。これから先、いつまでこんな生活が続くのかと思うと泣けてきます」と言って、ホスピスの外来で涙を流した。

加藤さんは、何度抗がん剤を使っても再発を繰り返すので、もう治らないのではないかという不安をもっていた。治療医は、「がんばれ」と励ましてはくれるが、くじけそうな気持ちには理解を示してくれないという。私は、「先生が、がんばって治療しようという間は治療を続けたほうがいいと思う。でも、あなたのがんはしつこくて、手ごわそうだから、正面から挑んでいるだけでは、こちらが先に参ってしまう。目標を、がんに打ち勝とうというところから、がんと静かに過ごすことに移したら、気持ちが楽になりますよ。病気に打ち勝つということは、がんを根こそぎやっつけることではなくて、自分に向けられたピンチのときをいかに乗り越えていくかにあることかもしれません。日々、努力して乗り越えていくことが、がんに打ち勝つことなのかもわかりません。そう思って生活していると、がんが敵なのではなく、がんも身体の一部分と思えてくると患者さんに教えてもらいました」と話した。さらに、「ホスピスの外来にときどき来て、様子を見せてくださいね」と続けた。加藤さんは、「わかりました。思いどおりにならないからといって、イライラせずに、落ち着いて、ゆっくりいろいろなことを考えながら、抗がん剤を続けてみます」と言って、診察室をあとにした。

加藤さんは、熱心さのあまりいろいろな治療法を一方的に押しつける医師に振り回されているように感じていた。ホスピスの外来には、医師の指示が自分の気持ちと合わないために悩んでいる患者さんも訪れる。


ここに、医師の治療方針に対して疑問をもち、ホスピスを受診した三人の患者さんに登場してもらった。疑問を感じたり、相談したいことがあれば、ホスピスの外来を受診するといい。ホスピスは、あくまでも患者さんの立場に立って、本人・家族の心の想いを聴いて、それを実現するための方向性を考えるからである。

治りたいと願ってホスピスを訪れる人に対して、われわれは治らないとは言わない。一〇〇パーセント治る方法はありえないし、治らないとも言い切れない。治りたいという患者さんの気持ちを最後まで支えることがホスピスにはできる。

5　セカンドオピニオン

前にも少し触れたが、セカンドオピニオンという言葉が、よく使われるようになってきた。ある医師の診療を受けている患者さんが、医療上重要な意志決定（たとえば、手術を受けるとか、抗がん剤を始めるとかいった意志決定）をおこなう場面などで、それまでの診療経過、検査結果などの資料をもとに、ほかの医師の意見・所見を求めて判断の材料にすることを、「セカンドオピニオンを求める」などと表現する。

実際、がんの治療については、日本では手術のやりすぎという批判をする医師がいたりして、何がベストの治療なのか判断が分かれるときが往々にして起こってくる。いろいろな意見を聞けば聞くほど結論が出せないということもある。誰の意見も、その人の知識とか経験から、これから先に起こりうることを予測しているに過ぎない。豊かな経験があるほうが高い確率だろうが、絶対に確実なものではない。

医師にかぎらず、多くの人の意見を聞いてみることが大切なことは論を待たないが、その意見を聞いて最終的に自分自身の判断をきちんと下すことが重要である。そのためには、病気やいのちについて、健康なときから考えておくことが必要だろう。そうすると、重大な決断の迫られるときにも、落ち着いた判断ができる。

ホスピスでも相談に乗れる

患者さんが重大な意志決定をする場合、ほかの医師の意見を聞きたいと思っても、どうしたらそのようなことができるのか、具体的な方法は示されていない。現に診てもらっている医師を目の前にして、「別の先生の意見も聞きたいので、資料を貸してほしい」とは言えるものではない。その医師の機嫌を損ねたら、これから先の治療にさしさわりが出てしまうのではないかと心配したり、そのようなことを申し出たら、二度とその医師には診てもらえなくなるのではないかと不安になる。

また、セカンドオピニオンを得られる医師が周囲にいればいいが、遠くの病院まで別の医師を訪ねていくことも手間のかかることで、困難を感じることも少なくないだろう。そのような場合には、患者さんは行き詰まる。

ホスピスにも相談に来る患者さんはいる。青山さんは、食品関係の小さな会社を営んでいた六十六歳の男性だった。検診の胸部レントゲン写真で異常な陰影を指摘され、検査の結果、肺がん、頸部リンパ節転移を告げられた。自覚症状はなかった。診断を受けた病院では、肺がんでも抗がん剤の効きやすい種類のがんだったので、抗がん剤を試してみることを勧められた。

ホスピス外来を受診して、青山さんは、「健康なときから、もし自分が、助からないような病気にかかったときには、延命治療はせずに、ホスピスに来たいと思っていたので、ここに来た。しかし、いまの仕事を急に止めるわけにもいかない。実際、これから自分はどうなっていくのか。抗がん剤は受けたほうがいいのか相談に乗ってほしい」と話した。

私は、レントゲン写真やＣＴ検査の結果を見ながら、「これから残された時間がどれくらいか、どのくらいを目標に過ごしたらいいかを、担当の先生にしっかり尋ねることが大切ですね。そのなかで抗がん剤を受けたときのメリット、デメリットを比較して考えたらいいと思います。私の考えでは、このタイプの肺がんは、病気の進行を遅らせることができるので、一度は抗がん剤を試してみたらどうでしょうか。ご家族がそれを望んでいるかもしれませんし。ただ、抗がん剤の治療効果をしっかりと見極めて、自分でここまでという判断をすることは必要です。それから、会社のこれからのことも少しずついまから考えていったほうがいいでしょう。ホスピスで治療を受けようとする決意があれば、抗がん剤治療をやりすぎる前に打ち切ることもできます。ホスピスには、何か症状が出てきたときに来てください。また、困ったときにはいつでも来てください」と答えた。

患者さん・家族の気持ちに現実をすり合わせる

ほとんどの患者さんは、治療を医師に任せて、言われるとおりの治療を受けている。しかし、医師がいろいろ考えてくれた治療でも、いつもうまくいくとはかぎらない。患者さんが期待したようには順調に運ばないとき、患者さんはこれでほんとうにいいのだろうかと疑問がわく。そのときには誰に相談したらいいのだろうか。医師は、真面目な人柄である。信頼してついていきたい。だけど、一方的で忙しいこともあるのか、こちらの言い分を聞いてくれない。そのような悩みをかかえながら治療を続けている患者さんは多いのではないだろうか。また、治療の止めどきについて悩んでいる患者さんも多いだろう。このような場合に相談する手立てはあるのだろうか。

　ホスピスを受診する患者さんは、誰でも死を覚悟して受け入れている人たちだと思っている読者は多いかもしれない。だが、現実には、そのような患者さんは少ない。もっと言えば、口ではそのように話していても、心のなかでは、「まだまだ自分は大丈夫」と思っている患者さんが多いように思う。ホスピスを訪れる多くの患者さんは、悩んでいるのである。「ホスピスを勧められたが、自分は本当にそんなに悪いのか」「『すべての手は尽くした』と言われたが、ほかには治療の手立てはないものか」といった内容の相談をホスピスの外来では受ける。困っている患者さんが多いのである。困ったときには、いつでも訪ねてきてほしい。このような場合も、ホスピスでは力になれる。ホスピスでは、まずはじめに患者さんを診て、次に病気のこと、家族のことを考えるからである。患者さん・家族の気持ちに現実をすり合わせようとするからである。

　一度、ホスピスに来たら、いままでにない医療を受けられるだろう。一日でも長く生きたいのは、患者さんも家族も医療関係者も、誰もがもっている共通の願いである。しかし、いのちに終わりが来ることもみな知っている。避けたいところには誰も眼を向けたがらない。しかし、そこを見なければならないときもある。見たくないが見なければならないところを、ホスピスでは一緒に見てくれるはずだ。そこに、患者さん、家族は安らぎを見いだす。

がんに対するさまざまな悩みに答えてくれる団体があり、電話で相談を受けつけてくれるところもあるので、利用したらよい。各地の生と死を考える会やホスピス研究会と名のつく市民団体が、市民の立場からともに考えてくれる。そういうところでホスピスについての情報を聞いてから受診する患者さんもいる。また、患者会を組織している団体がある。たとえばあけぼの会（電話〇三－三七九二－一二〇四）は、乳がんをわずらっている患者さんの会である。このようなところで悩みを相談することができる。

6　緩和医療とは

緩和医療と呼ばれる分野が医学のなかに生まれてきた。緩和ケアとかホスピスケアなどとも呼ばれる。これは、どのような医学の分野をさすのだろうか。このような分野が医学のなかに必要とされるようになった背景には、医学の驚異的な進歩がある。二十世紀後半以降の医学の発展により、治るがんが増えてきているのは事実である。

しかし、がんで死亡する患者さんが増えていることも事実である。そこで、がん医療のなかに、治癒をめざした医学とは別の考え方が生まれた。一九八九年に世界保健機関（WHO）によって、「緩和医療とは、治癒を目的とした治療に反応しなくなった疾患をもつ患者に対しておこなわれる積極的で全人的なケア」と定義された。そして、必ずしも末期の患者さんだけではなく、もっと早い病期の患者さんに対しても病気の治療に平行して適用されるものとしている。

全人的なケア

緩和医療の目標は、第一に全人的ケアといわれるものである。患者さんの苦痛を身体的だけでなく、精神的、社会的、霊的（スピリッチュアルケアとして後述）にも把握し、それらが相互に関連する全人的苦痛（トータルペイン）として理解し、これらをケアするのである。

第二に患者さんと家族にとってできるかぎり良好なクオリティ・オブ・ライフ（ＱＯＬ）の実現をめざすことである。ＱＯＬを高めるためには、患者さんの置かれている現実と、そのときに患者さんがもっている希望とが近づくことである。そのためには、症状緩和による現実の改善と十分なコミュニケーションによって患者さんの希望を現実に近づけることが求められる。

三番目はチーム医療である。末期といわれる患者さんは、さまざまな問題をかかえている。その問題を把握し、それに対応するためには、医師や看護師だけでなく、多職種のスタッフの協力が必要である。チームによる方針の一貫したケアをおこなうことが重要である。

第四には継続ケアがあげられる。症状が緩和されれば、状況が許すかぎり入院と同じケアを受けながら自宅で過ごせるようにする。また、病状悪化か急変時に二十四時間対応できる体制があることが望まれる。

最後に家族のケアである。末期の患者さんをもつ家族は、愛する家族の一員を失おうとしている悲しみ、患者さんが苦しむことへの不安、看病疲れなど多くの苦悩をかかえている。患者さん同様に家族のケアも大切である。

緩和医療の実践のためには、自然科学的アプローチと人間科学的アプローチの視点が必要である。自然科学的アプローチとは、客観的であり、観察を重んじ、数量的、外的、部分的、規範的であり、知識と技術が重要視される。人間科学的アプローチとは、全体として人間を理解することである。これは主観的であり、体験を重んじ、質的、内的、全体的、個人的であり、理解と意味が重要な位置を占める世界である。緩和医療では、この両者の統合と調和が必要なのである。

緩和医療を実践する医療従事者の姿勢として望まれることはつぎのようなものである。

第一に「誠実」である。ターミナルケア（終末期医療）で出会う患者さんは、みな、真剣である。いい加減な気持ちの患者さんはいない。その気持ちに誠実に答えていくことが求められている。

第二に「感性」である。患者さんの痛みを感じとる豊かな感性が必要である。

第三に「忍耐」があげられる。患者さんにとことん付き合う気持ちがなければならない。こちらのペースではなく、患者さんのペースで過ごしてもらうからこそ患者さんの心が開かれるのである。

第四に「謙遜」である。患者さんから学ぼうという姿勢が必要である。患者さんに仕える気持ちである。

第五に「真の愛」である。患者さんを大切に思う心がなければならない。人間は愛によって支えられ、生きられるのである。

「死」を見据える

緩和医療とホスピスとの関連を考えてみよう。歴史的には、ホスピスでの痛みをコントロールする技術が広く普及して、緩和医療の重要性が認識されてきたといえる。先に自然科学的アプローチと人間科学的アプローチの統合が緩和医療の実践には必要であることを述べた。前者は、がん治療の場で重んじられたことであり、後者はホスピスで重んじられたことである。このことは、緩和医療が両者の中間に位置することを物語っている。

がん治療のなかで、もともと手術は、がんによる病巣を切り取って健康を回復しようとしたものであった。抗がん剤でも放射線治療でも、同じように、病気からの回復をもくろんだものであった。しかし、現実には、治せないがんもある。そのような患者さんにも手術、抗がん剤、放射線治療はおこなわれている。いずれも、がんは治せないが、痛みがあるとか、食事が通らない、嘔吐があるなどの症状を緩和して、少しでも楽に過ごすことをめざしているのである。QOLを高めようとする点では、ホスピスも同じである。両者の違う点は、緩和医療の範囲が、あらゆる病期の患者さんを対象にしている点であり、ホスピス・緩和ケア病棟では終末期の患者さんを対象にして、「死」を見据えたケア（人間科学的アプローチ）を重視しているところにある。

また、緩和医療とは、次のようにも考えられる。医療には、個々の部分を対象にし、その部分だけにかかわり、そこを治療する部門がある。呼吸器科、消化器科、神経科、婦人科といったものである。そこでは、その部分だけに焦点があてられて、人間のそのほかの部分は省みられない。緩和医療は、○○科といわれる部分以外のところを受けもっている。

人間の身体は、脳、肺、胃、肝臓などと名前の付いている臓器があり、それらは生命を維持するために独自の機能を果たしている。しかし、これらの名だたる臓器が本来の機能を果たすためには、それらの臓器を支える働きも必要である。支持組織といわれるものである。たとえば肝臓の場合、支持組織がなければ、立ち上がったときに、下方に垂れ下がってしまい、正常な機能を果たすことはできない。このような「縁の下の力持ち」の働きを緩和医療が担っている。

緩和医療は、呼吸器科や婦人科などの専門性のある医療チームが十分な治療効果を得られるように根底から支え、すべての科を結びつける働きをしている。すなわち、細分化した最先端医療を、人間全体を視野に入れて、患者さんにとって治療を受けやすくするように働いているのである。ホスピスはなくても、各病院に緩和医療をおこなう専門家がいて、医療チームに加わることが望ましい。

7　一般病棟とホスピスの違い

一般病棟とホスピスの違いを一覧表にすると次ページの表のようになる。順番に解説していこう。

最初に、「治療対象」であるが、一般病棟では病気をみる。病気を治すことが、第一に求められることである。どんなことをしても、その病気を治そうとする。そのためには、患者さんの気持ちや社会的背景を考えることは二の次になる。病気が治ってから考えればい

	一般病棟	ホスピス
治療対象	病気	病人・家族
治療目標	延命	死にがい・死なれがい
治療方針の決定	病期	予後
治療方法の選択	専門的知識	患者の希望
治療効果の判定	生存日数	心の澄みを残した死

いということになってしまう。

一方、ホスピスで治療の対象となるのは、病人であり、その病人を支えている家族である。病気を患ったことのつらさ、切なさ、やるせなさといったものに焦点をあてて治療する。病気を背負った人間、その人全体を理解しようとする。と同時に、そのようなつらい状況にある患者さんをもった家族をも治療の対象とする。患者さんもつらいが、家族もつらいのである。そのつらさを理解し、軽減することもホスピスでの治療テーマである。

次に、「治療目標」である。一般病棟では、延命である。病気を治して、一日でも長生きをしてもらうことが治療の目標である。近代病院の働きは、検査、診断、治療、延命にあるといわれている。そういった点から考えるならば、一般病棟が、延命が難しいと承知のうえでも、最後の最後まで延命にこだわり、やりすぎの医療をおこなうこともうなずける。

ホスピスでの治療目標としては、患者さんにとっては、「死にがいのある最期」を過ごしてもらうことであり、家族にとっては、「死なれがいのある最期」を患者さんに過ごしてもらうことである。死にがい、死なれがいという言葉は、見方を変えると生きがい、生きられがいということである。つまり、その人らしい最期を過ごすことで、家族も納得できる死が訪れるのである。

患者さんの残り時間を基準にした治療

「治療方針の決定」は、誰がおこなうのだろうか。一般病棟では、病気の進行度、すなわち病期によって決まる。胃がんを例にとると、早期のがんであれば、手術によって取り除くことが第一である。ときには、胃内視鏡（胃カメラ）によって取り除くことも可能である。進行した胃がんであれば、手術をおこなってから抗がん剤の投与をする。さらに、進行した場合には、最初に抗がん剤の投与をおこない、そのあとに手術をおこなう場合もある。がんはできた臓器により、このように進行度によって治療方針が決められている。

　ホスピスでの治療方針は、その患者さんの予後（今後に残された生存時間の見通し）により決定される。残された時間が三カ月程度と予想される場合と、三週間程度と思われる場合と、三日と考えられる場合とでは治療方針が違ってくる。

　三カ月の残り時間が見込める場合には、できるかぎり自宅で生活することをすすめ、使用する薬剤も、自宅でも簡単に使用できる飲み薬や座薬、貼付剤を処方する。

　三週間と思われる場合には、日常生活も制限され、思うように食べることができず、動くことも難しくなってくる。この時期になると、治療もターミナルケアらしい治療となってくる。全身の倦怠感をとるために、ステロイドホルモンといわれる薬を多めに使う患者さんが増えてくる。この薬は、長期にわたって大量に使うと、副作用を気にしなくてはならないが、この時期に使用すると、患者さんのだるさや呼吸困難の軽減になり、食欲も増進する。また、日常生活の援助をすること、ボランティアの心温まるサービスなどでクオリティ・オブ・ライフが向上する。

　残された時間があと三日くらいと考えられる場合には、どうしてもとりきれないだるさや呼吸困難を訴える患者さんもいる。そのような患者さんに対しては、鎮静（セデーション）を考慮する。これは意識レベルを下げることによって苦痛の除去を図る治療法である。

「治療方法の選択」はどうするか。一般病棟では、その病気の専門家が、その知識と経験に基づいて治療方法を選択する。病気に対して専門的知識を持ち合わせない患者さんは、専門家に任せるしか仕方ないのである。口を差しはさむことは、専門家の機嫌を損ねてしまうかもしれないと思うと何も言えなくなってしまうだろう。

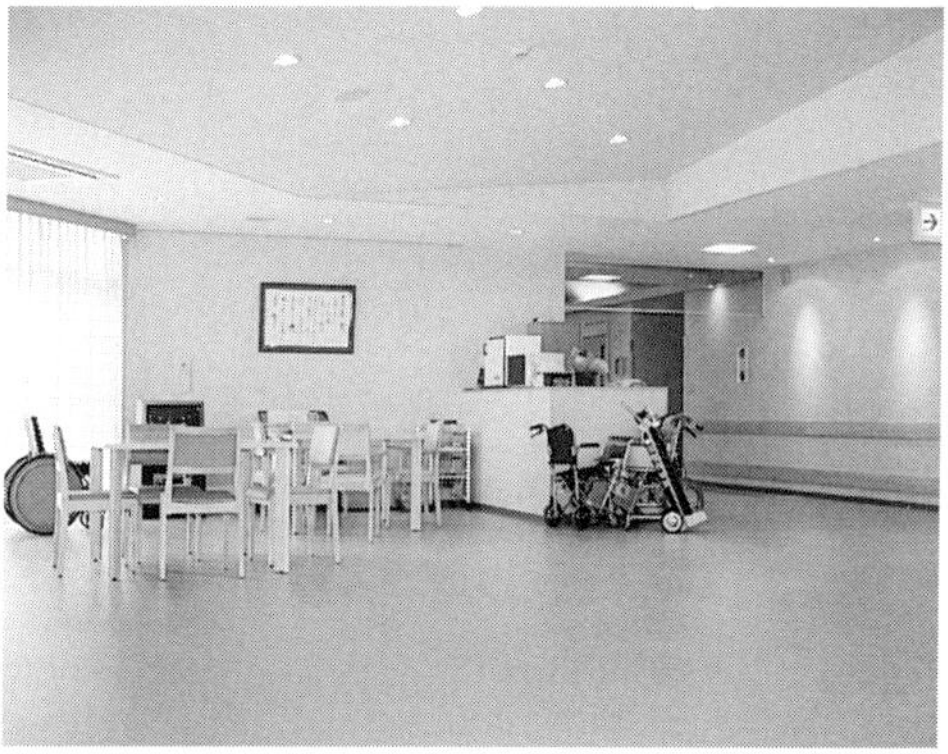

広さ、明るさ、温かさを感じるホスピスの談話室（愛知国際病院）

ホスピスでは治療方法の選択権は、患者さん側にある。最後の希望を叶えることは、残り少ない日々を過ごす患者さんにとっては大きな意味をもつ。一般病棟では、治療の妨げになるという理由で個人的な希望は叶えられないことが多い。たばこ一本も吸うことができない。最後に、思い出の場所に出かけたいと考えても、生命が危険な状態では外出の許可をもらえない。面会時間以外では、家族が患者さんのそばに付き添うことにも気が引ける。

このように、患者さん、家族にとって一般病棟は、治療の効果が期待でき、延命が期待できる患者さんにとっては居心地がいいのだが、残り時間が少ない患者さんや家族にはつらい。

ホスピスでは、たばこも許可する。たばこを吸っても、日に二〜三本程度である。どんなにヘビースモーカーだった人でも、ホスピスに入院する時期には、朝から晩までたばこを吸い続けることはできない。最後の一本が大きな意味をもつのである。最後の希望を叶えるということもホスピスの大きな働きである。思い出の場所に旅行に出かけたいと思う患者さんがいる。しかし、実現できずにお別れになる患者さんも多い。もう少し早くホスピスに来てくれればと、われわれが残念に思う患者さんたちもたくさんいる。

「心の澄みを残した死」のために

「治療効果の判定」であるが、一般病棟では、延命をめざしているので、治療したあと、どの程度の年数を生存したかで治療効果を判定する。あるいは、がんの大きさが、どれくらい縮小したかによって治療効果を判定する。これらの場合には、患者さんの状態には関心をもっていない。生命があれば、患者さんがどんなに苦しんでいようが、あるいは、人工呼吸器で管理されていようが、治療効果ありと考えるのである。がんが小さくなれば、副作用で患者さんがどんなに苦しんでいても効果ありなのである。ホスピスでの治療効果の判定は、死にがい・死なれがいを実現できたかどうかである。

これを表す言葉として「心の澄みを残した死」という言葉を取り上げたい。この言葉は、淀川キリスト教病院名誉ホスピス長柏木哲夫先生が、受容の死の特徴としてあげた項目のひとつである。患者さんの看取りのあとに、スタッフにこれでよかったという「心の澄み」とさわやかさが残ることをいう。

患者さんのなかには、死を受容し、従容として死におもむく人たちがいる。七十八歳の井上さんはお寺の住職をしていた。大腸がんで肝転移があり、黄疸《おうだん》が生じ、全身倦怠感があってホスピスに入院となった。井上さんには、大腸がんであることは知らされていたが、肝臓に転移していることについては、伝えられていなかった。

「どうして、こんなに身体がだるいのか。これを何とかしてくれないと困る。入院してからもよくなってこない」と強い口調で私に注文した。「井上さんは、自分としては、このだるさはどこから来ているものと考えていますか」と私が質問した。患者さんの病状理解について確かめたかったのである。井上さんは、「肝臓が悪いと聞いている」と答えた。私は、「病状について、詳しく話を聞きたいですか」と尋ねた。「聞かせてほしい」と井上さん。「いい情報であっても、悪い情報であっても聞きたいですか」と私。「どちらでも、聞きたい」と井上さん。「肝臓が悪くなったのは、腸の病気と無関係ではありません」と私。井上さんは、一呼吸おいてから「ありがとう」と合掌した。これで、すべてを悟ったようだ。翌日から、病室を訪れると、いつも静かに横たわっていた。何を問いかけても合掌をするだけであった。そして、一週間後に入寂《にゅうじゃく》された。心の澄みを残した死であった。

一般病棟とホスピスの治療に対する考え方の違いを述べた。ホスピスは、生きたいけれど、それが叶わない人たちに対して、そのやるせない気持ち、固くなった心をほぐす働きをしている。死にゆくつらさを軽くするなどという大げさなことは意図的にはできないけれど、患者さんのことを「私たちにとって大切な人」として心から歓迎しているのである。そのような人と人との交わりのなかから心を通わせるものが湧き出してくるところに、ホスピスケアが成り立っている。

8　痛みはとれるのか？

がんといえば、死ぬほどの痛みがあるから怖いとはよくいわれる。ホスピスは、そのがんの痛みを救ってくれるところと考えている人も多く、歴史的にみても、医学の発展のなかで果たした役割としてこの点は特筆されなければならない。しかし、がんをわずらったら必ず痛みがともなうというものではない。がん患者さんの七割には、痛みがともなうが、三割の人には痛みがこないといわれていることも知っておいてほしい。もちろん、ホスピスを訪れる理由のなかで最も多い訴えは、痛みを除いてほしいというものである。

治療の目標をどこに置くか

ホスピスでおこなっている除痛法について話してみよう。

痛みの治療の原則は、患者さんをよく観察し理解することから始まる。原因を正確に診断し、現実的な目標を定め、十分に説明し、効果と副作用を日々確かめることである。これらを解説していこう。

あたりまえのことだが、痛みの原因をしっかりつかむことである。ホスピスでは手当り次第にモルヒネを使っているわけではない。そんなことで痛みがとれるほど、がんの痛みは単純ではない。モルヒネは万能薬ではない。たとえば、神経を巻き込んだ痛みのようにモルヒネでは効かない痛みもある。それを、きちんと診断しなければならない。そのためには、患者さんに負担をかけない範囲で、レントゲン写真やCTスキャンなどの検査を受けてもらう。

患者さんの痛みが、必ずがんに由来するとはかぎらない。がん自体による痛みのほかに、手術をしたあとの創の痛み、便秘や床ずれが原因になっている痛みもある。また、放射線治療や抗がん剤の副作用で痛みを起こしている場合もある。そのほかには、偏頭痛などのようにがんとはまったく関係のない痛みもある。それらを区別し、何でもかんでもがんに由来する痛みとしてはならないのである。

痛みの原因がわかったら、適切な治療法を選ぶことになる。そのときにまず考えなければばならないことは、治療の目標をどこにおくかである。今日まで、痛みのために食事もできず、トイレへも行けなかった患者さんが、次の日には、野山を駆け回っているというようなことは、事実上、不可能だろう。やはり、治療の第一目標は、痛みに妨げられず、安眠できることである。

次には、安静にしていたら痛みがとれることであり、その次の段階で、動いても痛まないということがあげられる。段階を踏んで、治療目標を定めることが痛みの治療には必要である。患者さんと何を目標に治療するかを共有できないならば、いつまで経っても患者さんの満足を得られないということになる。

モルヒネに対する誤解

治療法の主体をなすのは、鎮痛剤を中心とする薬物療法である。

鎮痛薬の使い方は、世界保健機関（ＷＨＯ）の推奨する三段階方式に従うことが基本である。また、日本緩和医療学会が『がん疼痛治療ガイドライン』（真興交易、二〇〇〇年）を出版しているので、それも参考になる。痛みの程度によって、徐々に強い鎮痛薬を加えていくということが原則である。しかし、この除痛法は、ホスピスや、一部の、痛みに関心の強い医師のあいだでは知れわたっているが、まだ十分には浸透していないのが実状である。

ということは、スタンダードな疼痛緩和法を知らない医師が多いということである。私自身も、ホスピスで勉強することになってから、やっと痛みの治療法を系統的に理解することができた。この除痛法に従って、モルヒネを使うことになるが、その使い方においても不十分な面がある。モルヒネに対する誤解が医師のなかにもまだまだ存在する。五つほどあげてみよう。

第一に、「生命を縮める」というものである。このように考えているため、モルヒネの使用を躊躇《ちゅうちょ》したり、後ろめたく思っている医師がいる。患者さんが苦しんでいるのに、モルヒネを開始できなかったり、これ以上は使えないと判断している場合がある。実際、一九九五年に京都の京北町でおきた安楽死事件でも、モルヒネが大量に使用されたことが患者を死に至らしめたとされているので、モルヒネに対する悪いイメージを増長させる一因となってしまった。しかし、原則に従って、適切に使用するかぎり、けっして生命を縮めたりはしない。逆に痛みのストレスが減り、患者さんの状態が安定して、むしろ生命が長く与えられるように思われることもある。

第二に、「頭がおかしくなる」というものである。モルヒネの副作用で、辻褄《つじつま》の合わないことを話したり、ふらついたりすることはあるが、それは、わずか数パーセントにすぎない。そのような副作用が現れたときの対処法もある。医師が正しい対処法を知っていれば問題にならない。

第三に、「モルヒネ中毒になる」という誤解である。一度モルヒネを始めてしまえば、もうモルヒネなしでは生きていけなくなるという誤解である。医学的には「依存」といわれる。しかし、痛み止めとして正しい使い方をしていれば依存を起こすことはない。もちろん、モルヒネを中止することもできる。

第四に、「モルヒネは副作用で悩ませられる」というものもある。モルヒネの副作用で代表的なものは、便秘、吐き気、眠気である。これらに対しては、対応策がある。モルヒネを使う場合には、あらかじめ患者さんにこれらの副作用があることを説明し、予防のための薬をモルヒネと同時に飲んでもらうようにする。そうすることによって、モルヒネの副作用を最小限にすることができる。

第五に、「モルヒネは効かない」というものである。この理由としては、モルヒネの投与量の不足が考えられる。モルヒネ使用量に限界はない。痛みに応じて徐々に量を増やす分には、生命の危険はない。痛みがとれて、副作用を最小限に抑えられる量が、最適な投与量なのである。

もうひとつの理由としては、先にも述べたように、モルヒネには効きにくい痛みがあることである。神経を巻き込んだ痛みが代表的なものである。例をあげると、直腸がんの患者さんが肛門の周囲に焼けるような痛み、刺すような痛みを感じる場合である。この場合には、鎮痛補助薬といわれる薬を併用すれば、痛みは軽くなる。このように、モルヒネには偏見や誤解があるが、それらは、根拠のないものが多い。モルヒネの使い方に慣れた医師が、注意深く慎重に使う分には安全で、痛み止めとしてはやはりなくてはならない薬だといえる。

なお、鎮痛補助薬というグループの薬剤には、抗うつ薬、抗てんかん薬、抗不整脈薬などが含まれている。これらの薬を、鎮痛剤と併用すると鎮痛剤の効果を増強すると考えられている。

患者さんの状態によっては、神経ブロック、放射線治療や抗がん剤をおこなうこともある。ホスピスでは、多職種のスタッフがかかわるので、鍼・灸などの東洋医学的な方法やアロマテラピー、マッサージや音楽療法などもおこなって痛みの軽減を図っている。人間の痛みは感覚的なものであり、その人の置かれている環境の影響を受ける。痛みを和らげる環境として、睡眠や休息、周囲の人々との触れあいや共感、理解、気晴らしとなる行為、気分の高揚などがある。

一方、痛みを増強する環境として、不眠、疲労、不安、怒り、恐怖、悲しみ、うつ状態、孤独感、社会的地位の喪失などがあげられる。このようなことを考慮しながら痛みの軽減を図る。患者さんのつらい気持ちに共感することが、とても大切な治療法である。

二〇〇二年春から、副作用が少なく、モルヒネと同等の鎮痛効果を有する薬剤ががん疼痛治療薬として使われている。フェンタニルパッチといわれるものであるが、このような薬剤の開発によりひとりでも多くの患者さんの痛みが軽減されることが望まれる。

痛みに共感すること

治療のさいには、患者さんによく説明することも大きなポイントである。いま、どういう状態で痛みがでているか、どういう薬を使い、副作用にはどういったものがあるかなどを、わかりやすく話す。話し合うことによって、患者さんの病気や痛みの受け止め方などがわかり、ともに痛みと闘っていこうというひとつの気持ちになるものである。薬を使い始めたら、こまめに患者さんのところに足を運び、薬の効果と副作用を判断して投与量を調節する。このこまめに足を運ぶことが、患者さんの疼痛を軽減するのに役立っている。患者さんに関心を寄せることが痛みの治療では大切である。

がんの痛みは、薬をうまく使えば、必ず改善されるかというと、けっしてそういうわけではない。がんの痛みは、肉体が痛んでいるだけでなく、心が痛む、または、その患者さん全体が痛んでいると考えることが大切である。肉体的な痛みもつらいが、がんという病気をもっていること自体がとても重いのである。がんの痛みは死の恐怖に結びつき、患者さんは因果応報、自業自得、罪の意識さえも心に想起させるといわれる。それは、全人的苦痛といわれ、たんに身体的な側面だけでなく、精神的、社会的、霊的な側面から構成されている。そこのところを理解することが、痛みの治療には大切な点である。この点が、ホスピスと一般病棟とでは、同じような薬を使っていても大きく効果が違うところである。

痛みに関心を寄せることは当然であるが、それだけではなく、患者さん自身に関心を寄せることが除痛のポイントである。患者さんが感じている痛みに付き合おうとする態度が大変重要なのである。つまり、痛みに共感するということである。

患者さんの気持ちに焦点をあてる

ここで、痛みの治療では忘れることのできない患者さんを紹介しよう。三田さんは、八十歳で前立腺がんと骨（腰椎）に転移があった。ある病院の泌尿器科からモルヒネを処方されていたが、腰痛は収まらなかった。その病院の帰りの車の中から、ホスピスに電話をしてきた。痛みが続くのですぐに診てほしいという内容であった。

ほどなく、診察室に現れた三田さんは、じっとしていることはできず、顔を歪め、腰に手をあて、「右の脇腹をワニに喰われて振り回されているようだ」と痛みを表現した。その表情は本当に苦しそうなものであった。すぐにホスピスに入院してもらい、どのような痛みかを詳しく聞いた。CT検査の結果では、確かに腰椎に大きな転移がみられた。WHOの除痛法に従って、モルヒネなどの薬を飲んでもらうことにした。

次の日に病室を訪れると、「痛みは半分になった」と話してくれた。昨日に比べると表情も落ち着き、会話もできるようになっていたので、痛みの原因や薬の使い方について説明した。三田さんは、みずからのこれまでの闘病経過について語ってくれた。人生観についても語り、仏教を信仰していること、若いときにはキリスト教も勉強したことを話し、聖書の言葉も口にした。

その次の日に病室を訪れると、「痛みはすっかりよくなった。この病院に来て、キリスト様に出会ったようだ」と、晴れ晴れした表情をしていた。三田さんは、奥さんとは死別し、息子さん夫婦と同居していた。前立腺がんは発見されてから七年の歳月が過ぎていた。告知も受けていた。家での生活は、介護者も十分でなく痛みのために寝たきりの生活を強いられていた。ワニに喰われたり、キリスト様に出会ったりで、なかなか弁の立つ人であったが、肉体的な痛みの根底には日々の生活から醸《かも》し出される寂しさ、孤独感があったものと思われる。

泌尿器科受診のあと、家に戻っても、また同じような生活が待っていると思っただけで、痛みが何倍にもなっていたのかもしれない。ホスピスで、三田さんの身体的痛みだけでなく、そのやるせない気持ちに焦点をあてたケアを心掛けたことが、痛みの軽減につながったことを思わされた。

繰り返しになるが、ホスピスでは痛みがとれる。小手先のテクニックだけで痛みをとるわけではなく、痛みにともなうつらさをわかち合おうとするから痛みがとれるのである。ホスピスで、三田さんのような患者さんと出会っていると、人は、人との繋がりのなかに安らぎや希望を見いだしているのだと理解できる。

9 代替医療

代替医療とは、「大学医学部で教えられ一般病院でおこなわれている現代西洋医学以外の医学・医療のすべて」とされている。鍼灸、漢方、サプリメント、ハーブ療法、ヨガ、指圧、マッサージ、音楽療法、アロマテラピー、それに、民間療法といわれるものも含まれている。これらの代替医療は、健康法として予防的に使われたり、免疫力を高めたり、生活習慣病や慢性疾患の治療に使われている。「代替医療ができるのでホスピスを選んだ」と話してホスピスを訪れる患者さん・家族がいる。たしかに、患者さんが藁《わら》をもすがりたい気持ちで代替医療を切り出しても、一般病院では受けつけてもらえないことが多い。ホスピスで患者さんが希望する民間療法には、丸山ワクチンやある種のリンパ球療法など、医師の監督下に施行されるものと、がんに効くと宣伝されているものがある。プロポリス、アガリクス、サメの軟骨などさまざまなものがある。

しかし、これらの治療法は、体力もあり、食事もしっかり食べることができるうちから始めれば効果があるかもしれないが、ホスピスを選択することを迫られている時期にこれらの治療を始めても、治療効果を認めることは難しい。患者さんの希望を支えるという目的で使ってもらうが、実際にこれらの治療で効果があったと思われる患者さんは、残念だが思い浮かばない。もし、ほんとうに治ることを期待するのであれば、それまでのライフスタイルや人生観・価値観を根底から変え、開き直って、死んだつもりでこれらの民間療法に取り組むことが必要ではないかと思うこともある。

治療の限界を患者さんに知らせる

民間療法では、むしろそれが有害ではなかったかと疑問に思われる患者さんもいるので、参考にしてほしい。三好さんは、五十二歳の独身女性。乳がんで、肺転移とがん性胸膜炎のために、胸水が溜《た》まり、息苦しさを訴えてホスピス外来を受診した。ホスピスを勧めてくれたのは、玄米食などの民間療法をおこなっている診療所の医師だった。その医師に息苦しさを訴えたところ、「ホスピスでは、抗がん剤を使わないで、すぐ胸水を抜いてくれるから、そこを受診しなさい。抜いてもらったら、また戻ってきなさい」と言われた。

診察をすると、乳がんは、乳房だけに留まらず、広く反対側の乳房から背中のほうまで広がって、所々から出血もみられた。胸壁浸潤という状態であり、胸部全体ががんの浸潤のために厚くなっていた。そのために、呼吸をするための筋肉を十分に動かすことができず、呼吸困難が生じていた。胸部レントゲン写真を撮ったところ、胸水は抜くほどのものではなかった。ホスピスで息苦しさがとれるように、治療をしませんかと提案をしてみた。三好さんには、「この状態では、胸水を抜いただけで、楽になることは難しいと思う。ホスピスで息苦しさがとれるように、治療をしませんか」と提案をしてみた。三好さんは、「いまの治療で大丈夫と言われているので、胸水を抜いてくれないならけっこうです」と帰りかけた。「このままでは、呼吸困難で動けなくなるので、とにかく、一度ホスピスに入院して、身体の調整をしましょう」と説得して、入院してもらった。

入院後、ホスピスについてどのように聞いているかを尋ねると、三好さんは「胸水を抜いてもらいなさいと言われただけです」と返事をした。ホスピスについて私が説明したときにも、とまどいの表情がみられた。三好さんはモルヒネやステロイドホルモン、精神安定剤を組み合わせて、入院後一週間で楽になった。ホスピスのスタッフともコミュニケーションがとれるようになってきたと思っていたところ、「私は、民間療法にかけている。退院させてください」と三好さんが言った。三好さんの胸は毎日消毒が必要で、一人暮らしでは、患部を消毒することは困難であり、「いまの状態では、そばに誰かが付き添っていないと、生活することは難しい状態です。外泊をなさったらどうでしょうか」と私は話した。三好さんは「それでいいです」と外泊したが、そのまま病院には戻ってこなかった。自宅に電話を入れてみたが、「まだ、私はホスピスのお世話にはなりません。いままで続けてきた民間療法をします。先生もそれでいいと言ってくれます」と、きっぱり私たちとのかかわりを断った。

三好さんの場合には、民間療法の医師から正確な病状の説明を受けてはおらず、ホスピスについても誤って伝えられていた。ホスピスがターミナルケアをするところということは、三好さんには伝えられず、三好さんも、そんなに悪い状態とは考えていなかったようだ。民間療法をしている医師のなかには、自分たちの治療法を、状態が悪化しているにもかかわらず推し進め、自分たちの手に負えなくなってから、ホスピスを紹介してくる場合がある。その場合、患者さんには、ホスピスのことを正確に伝えないで紹介してくることが多い。反対に、民間療法の医師では痛みをとってもらえなくて、逃げるように患者さんのほうからホスピスを訪れてくる場合もある。

この背景には、患者さん側が、自分の状態をよく吟味しないで、藁をもすがる気持ちで医療機関に任せているという問題点はあるが、患者さんのことを真剣に考えるならば、民間療法の医師は、治療の限界を患者さんに伝えるべきである。患者さん側も限界を知って、医師の意見を参考にして、自分で判断をしなければならない。

患者さんの心の動きに沿う

私は、患者さんの希望する民間療法が、副作用がなく、有害なことがなければ、患者さんの希望に応じて使ってもらう。しかし、ホスピスの外来に通院しながら、他院で毎日のように違った種類の民間療法を続けていた患者さんには、そこまでしなくてもよいのではないかと話したこともあった。私は、民間療法を積極的に勧めることはしないが、患者さんが希望するときには、「今度の治療こそ効くといいですね」と話しながら、使用を許可することにしている。

代替療法のなかのひとつ、音楽療法について少し話してみよう。五十嵐さんは六十四歳で肺がんの診断であった。がん性胸膜炎のため、呼吸困難で入院となった。大企業の重役をしていた。五十嵐さんは、社会人となってから仕事一筋で、家庭を顧《かえり》みることもなく会社人間として過ごしてきた。日曜日も接待などで家にいることはなかったそうだ。入院後も、若い社員が毎日書類を持って病室を訪れ、指示を出していた。そのような五十嵐さんはいつも威張っているように見え、スタッフからはどこか近づきにくい人に思われていた。

そのようなときに、音楽療法士がかかわり、五十嵐さんのリクエストだった「ふるさと」を唄った。はじめは目を閉じ、静かに聴いていたが、曲が進むにつれて涙が溢《あふ》れてきた。そして、曲の終わりには、涙が止まらなくなり、これまでの人生で妻を犠牲にしてきたことを妻に詫《わ》びた。妻も涙が止まらなかった。結婚以来、妻の前で弱いところを見せたのははじめてだった。会社人間で、重役としての鎧《よろい》で固められた五十嵐さんが、子どものときに唄った思い出の音楽によって鎧から解き放たれた瞬間だった。その日から五十嵐さん夫妻は変わり、亡くなるまで寄り添って過ごした。死別後、妻は「主人と約束したので、私は元気に生きていきます」と語った。

音楽療法士は、患者さんの呼吸に合わせてテンポを変化させ、感情に合わせて半音を上下させているという。患者さんの心の動きに沿うことができると、殻を破り閉ざされた心に届くことができる。このような代替医療をホスピスではさらに取り入れていきたいと考えている。

10　ホスピスにかかる費用

ホスピスでは、いいケアを受けられると聞くが、そのようなケアを受けるためには、多額の費用がかかるのではないかと多くの人たちに思われている。お金持ちでないと利用できないとあきらめている人たちや、保険がきかないと考えている人たちもいる。

しかし、心配はいらない。保険は適用される。介護保険ではなく医療保険を使うことができる。現行の制度では、一日の入院にかかる医療費は、全国一律に三万七千八百円と決められている。これは、定額制といわれる制度で、手術の種類、抗がん剤の種類などの治療内容によって医療費が変わるという一般病棟で施行されている仕組み（出来高払い制）とは違うものである。この金額は、痛みやそのほかの症状緩和に使う薬剤の内容、ケアの内容によらず、都道府県知事によって認可されたホスピスなら日本中どこでも同じである。この三万七千八百円の三割が自己負担額で、一万千三百四十円を病院に支払うことになる。老人の場合には負担割合が少ないのでこの金額より少ない。

そのほかには、食事費として一日七百八十円負担しなければならない。これも全国一律である。医療費一万千三百四十円と食事代七百八十円の合計一万二千百二十円が最低必要な一日分の費用である。それに加えて、それぞれのホスピスで、個室料、設備使用料などが独自に決められているところもある。さらに細かく言えば、おむつ代、コインランドリー代、家族用寝具代、家族用食事代なども請求される。それらの経費を含めて、とりあえず、三十〜四十万円手許にあれば、一カ月間、ホスピスで過ごすことができる。なお、一カ月の医療費が一定額を超えると高額医療助成制度の対象になるので、申請をすると後日（三〜六カ月後）還付される。

詳しいことは、それぞれのホスピスで尋ねてもらいたい。ホスピスには、医療ソーシャルワーカーという職種のスタッフがいるので、「それでも高いな」と思う場合には、相談を受けつけてくれる。いろいろな制度をうまく利用する方法を考えてくれる。

ケアの質に重点を置くために

先に述べたように、ホスピスでの入院費用は、全国一律に決められている。この制度でホスピスは守られている。もし、このような制度でなく、一般病棟のように出来高払い制であれば、患者さんの話をゆっくり三十分、一時間と聴いても病院の収入にならないのが実状である。収入になることは、数多くの検査をすることであり、盛りだくさんの点滴をすることである。

こうなると、ホスピスでも一般病棟でも治療の内容が変わらなくなってしまう恐れがある。もちろん、一般病棟では、延命を目的とした治療に必要だから、数多くの検査をして、正しい診断をつけるように努力が払われている。点滴についても同様のことがいえるのであって、けっして収入面を最優先にしているわけではない。

ホスピスでは、支出の面からすると、人件費の占める割合が一般の病棟より高い。ホスピス病棟を開設するためには、施設基準をクリアしなければならない。そのなかで、看護師の員数が一般病棟より多く配置するように定められている。そうでなければ、患者さんに十分な手厚いケアを提供できない。しかし、現行の基準でも、員数的にはまだ十分ではなく、患者さん一人に看護師一人の割合で配置することが望ましいと考えられている。ケアの質を高めるためには、マンパワーも重要である。

料金のなかで、全国一律ではない部分がある。それぞれの病院が独自に定めている個室料などである。新しくできるホスピスでは、すべてが個室という施設が多い。そのなかには、個室でありながら、室料の要らないところと、要るところがある。部屋の広さや設備に大きな違いはなくても、有料であれば一日に数千円から数万円の個室料が請求される。終末期の患者さんをかかえていると、家族もいろいろな所に出費がかさむ。できるだけ、個室料はないほうが望ましいが、ホスピスの運営からみると、個室料は、貴重な運営資金になっているホスピスもある。

ホスピスでは、ボランティアが重要な役割を担っているが、その活動資金はどこから出ているのだろうか。賛助会をつくり、寄付をいただいて、それをボランティアの経費に回しているホスピスもあり、患者さんへのサービスに還元している。

このように、ホスピスの運営は、定額制だけでは厳しいところがあり、何とかやりくりをして成り立っていることも覚えていただけるとありがたい。

11　共に働く仲間たち

ホスピスでは、多職種によるチーム医療が特徴である。これによって、患者さんや家族の多様なニーズに応えている。私がこれまでに出会った仲間たちのなかから、何人かを紹介したい。

ケアを担う人々

はじめに、心優しい看護師を紹介する。ホスピスでは、看護師がケアの中心的役割を果たしている。患者さんの最も身近にいるスタッフで、患者さんの気持ちをスタッフ全員に伝える役割を担っている。

ここに紹介する江藤さんは、看護師として六年の経験があり、ホスピスでの経験は二年であった。江藤さんは、自分の受け持ちの患者さんだけでなく、ホスピス病棟のどの患者さんにも心を配っていた。三十八歳の男性で、胃がんによるがん性腹膜炎で入院している木島さんがいた。大きな痛みはなかったが、吐き気が続いていた。いろいろな薬を試してみたが、吐き気は続いた。何をやっても症状が改善しないので、木島さんからはいらいらした様子がうかがわれた。私の質問にも黙っていることが多くなっていた。もともと話す方ではなかったが、入院しても吐き気は続き、全身倦怠感も増強し、ますます寡黙になり、この患者さんにどのようにアプローチしていけばいいのかスタッフも悩んでいた。

そのようなときに、江藤さんが夜勤で木島さんの担当になった。その夜も、木島さんは右側を下にして、眉間にしわをよせて横たわっていた。江藤さんが、自分たちにできることはないかと木島さんに尋ねたが、返事はなかった。しばらくの沈黙の時間があり、江藤さんは言った。「木島さんが楽になるようには、なにもできないかもしれないけれど、私は、木島さんのことを神様にお祈りすることはできるので、お祈りをさせてもらってもいいですか」。それから江藤さんは、ベッドサイドの椅子に腰をおろし、頭を垂れて祈った。患者さんのつらい気持ちを受け取り、それを言葉にし、同じ人間同士として、人知を越えて存在する大きな力にこころを合わせて祈ることで、木島さんと江藤さんのあいだには同じ想いを共有することができた。その後木島さんの症状がどれほど好転したかはわからない。しかし、祈る気持ちがスタッフにあることが大切だと思う。私たちは心を込めて患者さんをケアするが、どうすればいいのかわからないときがある。患者さんに手を差し延べることが難しく感じるときがある。そのようなときに、大きな力を信じて人間同士としてひとつになることができる祈りはすばらしい。患者さんに祈り心をもって接することが患者さんとの距離を縮めてくれるのである。

理学療法士の中井さんは、魔法使いである。ホスピスの患者さんは、どんなにきびしい状態でも、自分で起きたい、一人で歩きたいという希望をもっている。現実には、下半身のマヒや長い闘病生活のために筋肉が弱っていて、身体を支えることが難しい患者さんも多い。そこで、患者さんの希望を支えるためには、理学療法士による筋力強化や、日常生活動作の訓練が必要になる。佐々木さんは、四十五歳女性で、乳がんと骨転移のためにホスピスに入院していた。胸椎に転移があり、脊髄が圧迫されたために、下半身のマヒがあった。そのためにいつも寝たきりの状態であった。佐々木さんの願いは自分の力で起きあがり、立ちたいというものであった。この願いは、医学の常識からは不可能である。普通なら、佐々木さんに希望を叶えることは難しい旨をわかりやすく説明して納得してもらうしかない。

しかし、中井さんに頼むと可能になるのである。ベッド柵を利用し、上半身の力でベッド上に起きあがることができるようになった。そして、立ち上がることに関しては、通称「お立ち台」といわれる装置を持ってきて、佐々木さんを仰向けに寝かせた。肘の高さに手摺りをつけ、しっかり持ってもらい、膝のところはベルトで固定して、膝が曲がらないようにし、徐々に台を垂直になるように起こしていった。そうすると、立ち上がることができたのである。ラウンジを通りかかった私の姿を見つけ、「先生、立つことができたよ。一緒に写真を撮ろうよ」と、佐々木さんは誘ってくれた。佐々木さんを中心に、中井さんと私とが並んだ写真から、笑顔の佐々木さんは今日もリハビリの大切さを私たちに語っている。

中井さんは、これまでの医学的な常識では、実現不可能なことでも、患者さんの願いを叶えるために何度も患者さんのところに足を運び、辛抱強く患者さんを励ましながらリハビリをしてくれる。その熱意で生き返った患者さんは数知れない。ホスピスでのチーム医療に理学療法士が加わることで、患者さんには元気が出る。治療を受けているという安心感につながり、体を動かすことで、自分の生活範囲、行動範囲を広げ、それが明日への希望になっている。

栄養士の端田さんも忘れてはならない。患者さんは、誰でも少しでも食べたいと思う。ところが、がんが進行すると腹部の異常も生じ、食欲が落ちる。そうするとメニューも食材も限られてくる。そういうなかでも患者さんは食べようとする。食べることが生命をつなぐことだと思っているからだ。しかし、おいしく食べることは徐々に困難になってくる。

そういうとき、端田さんに相談に乗ってもらう。端田さんは、患者さんのところに出向いて患者さんの好みを聞く。好みの料理や味付けについて、盛り付ける量も少な目がいいかどうかなど、細かに調節する。食器も何種類か用意し、小さめの皿に盛り付けるように工夫をしている。食事のあとには、食事がどうだったかをまた尋ねる。これがいいという内容が決まっても、それはそのときだけで、しばらく続くと、患者さんは「同じ料理ばかりだ」とつぶやく。端田さんは、また注文を聞きにいく。この繰り返しである。食べることは、生きることにつながる。そのために、食へのこだわりは強い。元気な人が一食くらい抜いてもと考えることとは違う。端田さんは、食を通して患者さんの生きたいという希望を支えてくれる。

ボランティアもホスピスでの大切な仲間である。ボランティアの役割については別項で紹介するが、ここでは仲間を紹介しよう。奈良さんは、四年のホスピスボランティアの経験があった。五十歳過ぎで、一人息子を育てたあと、夫と二人暮らしをしていた。ピアノ教師を本業にしていたので、ホスピスでも時々ピアノを弾いては患者さんのこころをなぐさめていた。ここに登場する患者さんは森川さんで、六十六歳女性である。子宮がんで肺にも転移していた。森川さんは三十代半ばに夫を亡くしたあと、女手ひとつで二人の息子さんを育て上げた。息子さんたちは、それぞれに家庭をもっていたので、森川さんは一人暮らしをしていた。肺に転移が見つかった時点で、がんに対する治療を拒否し、ホスピスを希望して入院してきた。森川さんは、夫を亡くしたあと、息子さんを一人前に育てたことで、人生に満足をしていたが、一方で、お嫁さんに息子をとられてしまったという寂しさも感じていた。

森川さんは、ほぼ半年の間、ホスピスで過ごしたが、その間に多くのボランティアの人たちと交流をもっていた。奈良さんは、週一回の割合でボランティアをしていた。ボランティアとしてお茶や食膳を配り、マッサージをしながら森川さんともかかわっていた。森川さんの病状が進み、残された時間が日にち単位になったときに、奈良さんは長い時間、森川さんのそばで過ごしていた。ボランティアの終了時間になっても、森川さんは奈良さんを離さなかった。奈良さんは森川さんに「安心してちょうだい。一週間したら、必ず来るから、楽しみにしていてちょうだい」としっかりと励ましの声をかけ、森川さんは「迷

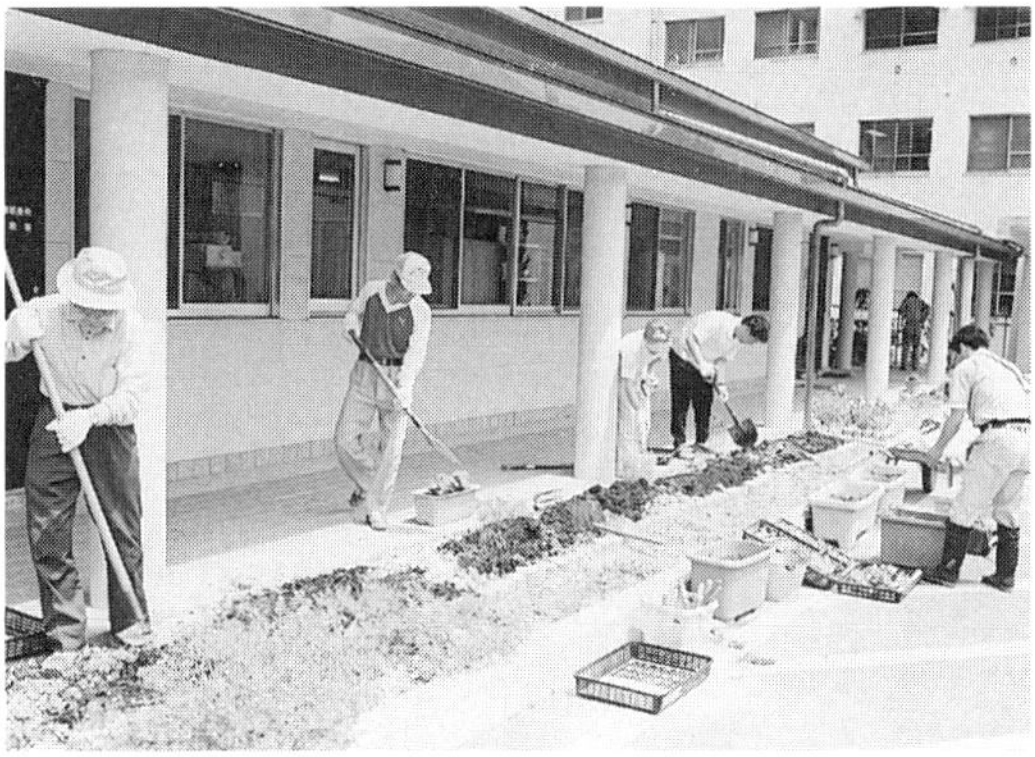

ボランティアによる花壇の整地。環境整備は患者さんに潤いを与える

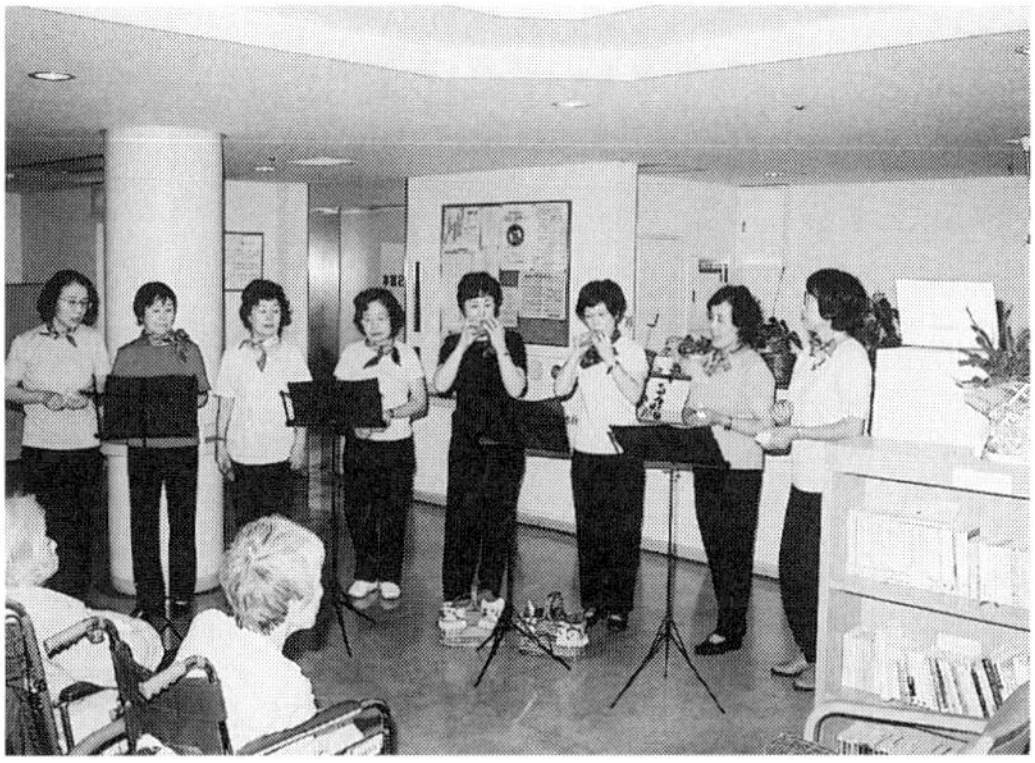

ボランティアによるオカリナ演奏。生演奏は、患者さんにとって大きな楽しみである

感をかけたね。来週、待っているから」としっかりと返事をした。それが最後の出会いとなったが、奈良さんは、患者さんからみると、近くにいてくれるだけで安心感を与えてくれる人だった。奈良さんには、それまでの人生から学んできた人をみる優しい眼差しと、かつて自身が病んだ経験からくる病者へのいたわりのこころ、また、ボランティア講座などをとおして得たホスピスへの理解が根底にあり、それが患者さんがつらい時に心の世界を共有する力になっていた。

ここに紹介した四人の仲間に共通していることは、「人間好き」ということである。悪く言うとおせっかいなだけかもしれないが、ホスピスで働く人、ケアを仕事にしている人は、他人の喜びを自分の生きる力に変えることのできる人たちである。こういう人たちが集まってチームをつくり、互いにコミュニケーションをとり、患者さんにかかわることがターミナルケアである。このような仲間たちと仕事ができることは、私にとって大きな喜びであり楽しみでもある。

第3章

心のケアについて

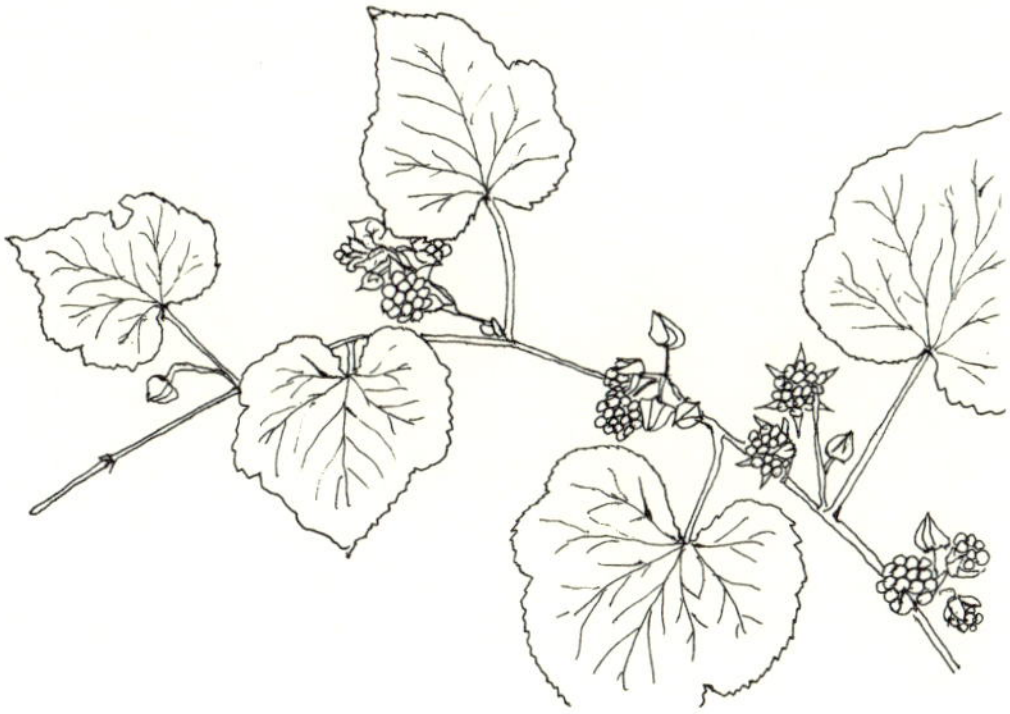

1　がん告知について

がんという病気は、いまなお死に至る病として恐れられている。医学の進歩により、早期で発見されるがんが増えてきた。そのために、がんの治療効果もあがり、現在では、がんの半分は治る時代になった。しかし、残りの半分は、やはり、死に至る病なのである。がんを患者さん本人に伝えるかどうか、いまでも大きな問題である。

私が医師になったころ、すなわち、二十五年前では、患者さんにがんと告げることは御法度だった。患者さんに感づかれないようにしていた。そのために、患者さんが目にするおそれのある診療録の表紙や看護師が毎日計測する体温や血圧、脈拍を記録する温度表の病名の欄には、がんという言葉を使うことは禁じられていた。どのように表現していたかというと、臓器の名だけを記載していた。たとえば、胃がんのときには「胃」と一言書くだけである。良性の胃潰瘍ならそのまま「胃潰瘍」と記していた。臓器だけが書かれている場合は、すべてがんの患者さんだった。

教授回診でも臓器名だけを教授に伝えることになっていた。たとえば、「この患者さんはマーゲンです」と言えば、胃がん（ドイツ語でマーゲンクレブスと言う。クレブスはがんのこと）を意味していた。手術をする場合には、胃潰瘍と説明して手術をすることが多かった。そうでない場合には、「放っておくとがんになりますから手術しましょう」と説明していた。

現在では、胃潰瘍で手術することはほとんどないので、この説明では通用しなくなってしまった。以前は、家族に正しい病名を伝え、本人には伝えないように家族に協力を求めていたものである。理由は、がんと聞いただけで死をイメージし、ショックを受けうつ状態になることへの不安とそれへの対応が不十分なことであった。また、再発した患者さんに対しても、本人から自分はがんではないだろうかと問われたさいにもがんであることを告げることはなかった。すべて、本人がなんとなくそう感じて納得しているだけであった。真実を語らない治療には行き詰まりが生じる。しかし、その時代にはそのことに疑問をもたずに、患者さんに感づかれないようにすることも医師の仕事だと思っていた。先輩医師から、そういうものだと教えられていたのである。

告知の大切さ

外科医をしていたころのことである。大腸がん再発のために入院になった六十歳の女性の患者さんは、病室を訪れるたびに、「私はがんでしょうか。私は治るのでしょうか」という質問を繰り返した。それに対して、「そんな弱気なことを言ってはいけません。私たちは、治ることがわかっているので治療をしているのです」と患者さんを励ましていた。そうすると、患者さんからは、それ以上の質問ができなくなってしまう。そして、次の日もまた同じ質問が出て、また同じ答えが繰りかえされて、最後には何も質問しなくなり、黙ったまま亡くなったのである。

このように、患者さんの心の奥の悲しみに届くような治療はなされていなかった。告知のことを英語では telling the truth と言う。真実が伝えられないかぎり、患者さんの悲しみに届くことはできない。

告知がなされていなかったことによって、人生が狂った患者さんもいる。三十二歳の若い公務員の中田さんは、胃がんの進行したがん性腹膜炎のためにホスピスへ入院してきた。

おもな症状は腹痛と吐き気であった。本人には、早期胃がんの手術をしてがん病巣は切除し、お腹の痛みは手術のあとの腸の癒着のためだと説明されていた。前主治医で治療を受けたものの、症状が続き、別の病院で専門的な治療を受けることを勧められてホスピスへ転院してきた。

ホスピス入院後、痛み止めを調整して、痛みは治まったが、吐き気は収まらず、食欲もわいてこなかった。本人はどうして、いつまでもよくならないのかと私に質問をしてきた。奥さんとまだよちよち歩きの女の子がいて、いつも部屋で三人一緒に過ごしていた。奥さんと面談をした。どうして、正確な告知をしないのですかと尋ねると、奥さんは、「私自身としては告知をしたいと思っています。だけど、夫の両親が反対ですし、前の病院の先生も反対していました」と話してくれた。

ホスピスに入院し、残された時間は週単位の生命と考えられ、中田さんも奥さんも告知を希望していたので、奥さんが同席しているときに告知をした。「手術をしたのですが、胃がんがとりきれないで残っています。そのために、腹痛が出て、吐き気もあり、思うようにご飯が食べられないのです」と説明をした。中田さんは、じっと聞いていて顔を伏せ、ひとことと言った。「何でそれを早く言ってくれなかったのか」と。さらに「それを言ってくれたら、ほかにやることもあったのに」と無念の涙をこらえながら言葉を続けた。奥さんはそれを聞いて、ハンカチで目頭を押さえた。何もわからない小さな娘さんだけがあどけない笑顔をみせて室内を走り回り、余計に切なかった。

その後、中田さん夫婦は、まだあきらめないと言って、ホスピスから民間療法を受けに数回外出したが、中田さんは次第に衰弱し、吐血をして亡くなった。中田さんの悔しそうな言葉は、いまも私の心に深く刻まれていて、告知の大切さをいつも考えさせられている。

もう一人、告知が十分になされなくて苦い思いをした方を紹介したい。五十二歳男性の高村さんは、胃がんで肝転移とがん性腹膜炎があった。手術の前に、胃がんということは告知されていた。高村さんは、手術後二年間はがん治療に専念しようと考え、保険のきかないリンパ球療法を続けた。二年間がんばれば治ると信じていた。しかし、手術後九カ月目にホスピスに入院となった。

高村さんは、一般的な人からみると贅沢な生活をしていた。会社では、会長職にあり、すでに第一線を退き、悠々自適の生活をしていた。オーストラリアに家をもち、本人の弁によると遊んで暮らしていたという。これまでの人生は、自分で好きなように計画をたて、自分で線引きをして、事業にも成功した。どんなものにもとらわれることなく自分流に暮らしてきた。胃がんになって、はじめて、人の意見を聞いて治療をしてきたという。

高村さんがホスピスで思うことは、手術後、自分で線引きをしないで、勧められるままにリンパ球療法を続けたことを後悔しているというものであった。手術後の医師からの説明には、こんなに早く再発する可能性についての説明がなかったので、自分のやりたいことを我慢してきたが、再発の可能性について説明がなされていたら、自分で線引きができ、この九カ月間をもっと有効に使うことができたはずだと高村さんは唇をかみしめた。高村さんは、自分にとっては悪い情報であっても伝えてほしいと医師に頼んでいたけれども、それに応えてもらえなかったことを悔やんでいた。

医師の立場からすると、再発の可能性について話したとしても、九カ月目に再発することを予測するのは不可能で、治療にあたった医師を責めるのはかわいそうな気がする。しかし、患者さんとのあいだにより綿密なコミュニケーションがなされていたなら、高村さんのような思いをいだかせなくてすんだように私は思う。高村さんの人生のなかで、最後の九カ月間が、それまでの人生とは違った生き方を強いられた。自分流を最後まで貫くことができなかったのである。どれほど残念であったろうか。

真実を伝えることが第一歩だが……

一方、告知をしないほうがよかったかもしれないと考えさせられる患者さんもいた。七十五歳の川田さんは、大腸がんで、肝転移もあった。ホスピスへは、右腹部痛、全身倦怠感が増悪したために入院となった。告知は受けておらず、ポリープと説明されていた。もちろん、肝転移についても知らされていなかった。

川田さんはクリーニング店を営んできたが、いまではもう店を閉め、奥さんとのんびり暮らしていた。二人の娘さんも独立していた。病状について、詳しいことを知りたいかどうかを私から尋ねると、「私の人生も、あとわずかのところまで来ている。もう、やりたいことも十分やったので、これといって思い残すことはない。何を言われても平気です。とくに怖いことはない。何でも言ってもらって結構です」という返事が返ってきた。

私は、川田さんが、精神的に落ち着いている人であるし、告知をすることで、より信頼関係を増し、ホスピスでの日々が充実したものとなるであろうと考え、告知をしたほうがいいと考えた。奥さんも告知には賛成であった。ホスピスの症例検討会で、スタッフも同じ意見だったので、奥さんも同席のうえで告知をした。ポリープは大腸がんであり、現在の腹痛や全身倦怠感は、肝転移が原因であることをわかりやすく話した。川田さんは、「わかりました」と元気なく返答をした。その日は、それまでとくに変わったことがなかったが、翌日から、吐き気が強く現れた。吐き気のために食事ができなくなった。「先生、俺はもうだめなのか。何かいい方法はないのか。俺はいったいどうすればいいんだ」と尋ねてきた。「一日一日を、痛みやだるさがなく過ごせるように治療をします。そうすれば、自分でも驚くくらい気分良く過ごせる日が必ず来ますから、大丈夫です。安心してください」と私は励ました。

しかし、川田さんはそれ以降、告知後の落ち込みから回復することなく二週間後に亡くなっていった。ホスピスでは、患者さんや家族との信頼関係がなければ、患者さんの気持ちに寄り添ったケアができないと考えている。そのためには、真実を伝えることが第一歩である。患者さんの側から、「病気のことについては、聞きたいことはない」と言われたときには、あえて病名を伝えることをしないが、川田さんの場合のように、「言ってほしい」との希望が出されたら、言葉を選んで、真実を伝える。結果的には、川田さんが腑に落ちるような告知はできなかった。もう少し時間をかけて、川田さんの様子をよく観察しながら話すことが必要だったと思う。ホスピスに入院して、残り時間が少ない場合の告知については、慎重に事を運ばなければならないことを川田さんからのメッセージとしていただいた。

ホスピスで診る患者さんは、告知を受けていても、受けていなくても、質は違うかもしれないがそれぞれにつらいのである。そのつらさに大小や上下はない。医療者としては告知を受けている患者さんがかかわりやすく、告知を受けていない患者さんは、患者さんの苦悩の原因が未告知にあるのではないかと考えてしまいやすい。

しかし、ターミナルケアを受けなくてはならない患者さんのつらさは同じである。そう考えると、告知の有無は本質的にはどうでもいいことに思える。そのとき、その場で患者さんが悩んでいることに誠実に寄り添うことがホスピスケアなのである。

患者さんの人生に一歩踏み込むこと

告知を別の角度から考えてみたい。インフォームド・コンセントという言葉をご存じのことと思う。日本語では「説明と同意」と訳される言葉だが、インフォームド・コンセントという言葉のほうが日本語として通用している。その意味するところは、医師が患者にその病状をよく説明し、それに応じた検査や治療について十分な情報を提供し、患者はそれをよく理解し承諾したうえで誰にも強制されない自由な立場で検査や治療を選び取り、その同意に基づいて医師が治療をおこなうといった内容である。

このような告知がおこなわれることになった背景には、医療情報が患者さんにも入手しやすくなり、患者さん自身が病気について詳しい情報を得られるようになったことから、患者さんの自己決定権を尊重する考え方が普及してきたためである。さらに、医師の倫理観は、古代ギリシア時代より延命することにあったのであるが、実際に臨床の場で患者さんを診ていると、医学の進歩にともなって生命の尊厳に対する配慮を考えなければならない事態が生じてきたことがあげられる。

このような流れのなかで告知が普及してきたが、がん治療の現場では、まだまだ、告知に対する意見は分かれている。いつ、どのように告知をおこなうかはデリケートで難しい問題である。医師が、がん告知をためらう原因として、不治あるいは難治である病気を告げることにより、患者さんに精神的・心理的打撃をあたえることに対する対応が不十分なことがあげられる。医師は、自分が専門とするがんについて説明することができても、それに対して患者さんが示す不安や恐怖感などにどう応えたらいいのかわからないことが多い。

現代の医学教育では、患者さんの病気を正確に診断し、治療するための技術習得に主眼が置かれ、患者さんとのコミュニケーションのとり方については、十分に教育されていないのである。医師が、患者さんを受け止めることができないために、真実を語ることができないのである。

受け止めることのできない理由のひとつが、忙しすぎることである。これはシステムの問題である。外科医の生活をしていたときには、日常の仕事の内容が効率よくはかどるように決められていたので、流れを中断するような仕事はできなかった。一人の患者さんのところで長時間立ち止まることはできなかったのである。それをするためには、ほかの仕事をかたづけたあとの、一日の最後になってしまう。しかし、一日の最後に患者さんのつらさを受け止めるという重い仕事をするのは、相当な気合いがいるものである。そう考えると、「告知をすると、そのあとのフォローアップが大変」という思いが芽生え、告知を控えてしまうのである。

告知をしたとしても、医師が治療をやりやすくする意図でおこなわれることも多い。昨今では、医療に関する情報がインターネットをはじめとして誰にでも容易に入手できるようになってきた。実際、患者さんはよく知っている。がんの治療のためには、正しい病名を告げ、治療内容や危険性についてよく説明し、患者さんの同意を得なければならない。つまり、インフォームド・コンセントが必要なのである。これがなければ、抗がん剤も使えないのである。

患者さんは、何とかしてほしいと願う。医師も何とかして応えたい。抗がん剤治療には危険がともなうが、それを十分に説明すると、患者さんに不安を与えてしまい、治療に消極的になることを医師は怖れてしまう。怖れを患者さんと共有しながら治療を進めることができればいいが、患者さんの心のケアは、日本のがん治療医にとっては不得手である。副作用が生じた場合、治療効果が不十分だった場合にどうするかという点まで踏み込んだ告知にはならず、不十分な告知になってしまう場合がある。

しかし、本来ならば、そこまで説明をして同意を得ることがインフォームド・コンセントである。不十分な告知で治療を開始した場合には、治療により回復することが前提になり、治療が効を奏さなくなれば、患者さんの受ける打撃は大きい。さきほど紹介した高村さんを考えてもらいたい。インフォームド・コンセントは、患者さんの人生に一歩踏み込むことである。患者さんと踏み込んでかかわることは、仕事量からして、がん治療医がおこなうことは難しい。そのときは、心の治療を受けもつ医師とともにがん治療をおこなうことが望ましいだろう。具体的には、ホスピス医がいる病院ならば、がん治療医が積極的にホスピス医の力を借りたらいいと思う。

2 愛する人との別れ

患者さんが亡くなられたとき、ターミナルケアを専門にしている医師は、その死の意味を第一に考える。患者さんにとってどういう死だったろうか、また残された家族にとっては、どういう意味がある死だったろうかと考える。

一方、がんの治療を専門にしている立場の医師は、患者さんの死は、なぜ死んだのだろうと、死亡の原因を考えるのである。

悔いのない別れのために

ホスピスに入院すると、家族に病状の説明をする。そのなかで大切なことは、患者さんの予後を伝えることである。別れの準備をしてもらわなければならないからである。ホスピスでは患者さんのこの先の予測を「週単位のいのち」とか「日にち単位のいのち」と表現する。もっと差し迫ったときには、「時間単位のいのち」ということになる。家族にとっては「死に目に会う」ことがとても大切なことである。そのために仕事を休んで何日も患者さんの付き添いをする家族が多くみうけられる。医師の説明の言葉によって休む日にちが変わってしまう。医師の言葉に左右されるわけであるが、医師にとってもこれからの残り時間を予測することは難しい。患者さんの診察結果、血液検査、レントゲン写真などの結果をふまえて、最後は医師の経験を加味して、残り時間を家族に伝える。

このなかで、判断するさいの要素として比重が高いのは、医師の経験なのである。これだけ医学が進歩しても検査データから残り時間を決めることはできない。だから、おおまかな見通ししかわからないし、外れることも多い。私の経験から、別れは突然やってくることが多いという印象があるので、実際よりも短めに話す傾向にある。医師にしてみれば、患者さんにとっても家族にとっても、悔いのない別れをしてほしいと願う。そのためには、準備が必要である。しかし、出産の準備と違い、なかなかはかどらない。そこを、後押しすることもホスピスの仕事である。

家族は、どうしても、患者さんのいいところを見る。「今日は散歩にいくことができた」「今日はご飯を半分食べた」というように、ふだん、患者さんができないことを、その日できると、「まだ大丈夫」と思う。医療者の側では、悪くなってきた点を中心に患者さんをみる。患者さんの病状には波があるので、一日のなかでもいいときと悪いときがある。悪いときを繋げてみるほうが、その時期の患者さんの本当の姿を示している。それを見極めて医師は残りの時間について判断する。

家族にしてみれば、悪いところだけを数えあげられてもつらいものだが、現実をしっかり見てもらわなければならない。家族が忙しいなか、休みをとって患者さんに付き添うが、医師の見通しがはずれて、何日もホスピスに詰めていなければならなくなるときがある。そういうことはないようにと医師も思うが、人間の思うようにはならないことが多い。

死の時間は決められない

死が訪れるときを、人間が決められるだろうか。生まれてきたときが決められなかったように、死んでいくときも決められない。ホスピスには、自分で決められるような錯覚をもって入院する人もいるので驚かされるときがある。

多くの患者さんの死に立ち合ってきたが、それぞれに、いいタイミングで死が訪れているように思う。患者さんにとっても、家族にとっても一番ふさわしいときが与えられるものだと思わされる。人間は、そのときを待つしかないのである。待っている間は、患者さんと家族が、お互いの関係を見直したり、さらに強固にする時間である。謝りたい気持ちがあれば謝ればいい。感謝の気持ちがあれば、そのことを伝えればいい。待つ時間はそのために与えられた最後のチャンスと考えてほしい。

ホスピスで臨終を迎えるときに、ホスピスでは、生死にかかわらず退院するまで一人の人格をもった患者さんとして対応する。日野さんは、五十歳女性。診断は胃がんで、がん性腹膜炎を起こしていた。ホスピスを受診する半年前に手術を受けたが、前記のような診断であった。上腹部痛、食欲不振、吐き気が止まらず、姉の勧めでホスピスを受診した。入院後は、ホスピスを、民間療法や健康食品の治療に専念するところと説明を受けていた。モルヒネなどを使って症状の改善はみられたが、食事をとるのは難しかった。

日野さんには、夫と二人の子どもがいた。また、日野さんは、七人兄弟の末っ子で、ほかの兄弟姉妹は健在であった。このような家庭環境で、介護の主導権は、夫や子どもより、兄弟姉妹にあった。痩せてくる日野さんを見ては、「健康食品を食べないと、痩せてしまうよ」と励ましていた。日野さんは、病状をよく理解していて「もう、楽になりたい」と話すこともあったが、家族からは「弱音を吐いてはいけない」と言われていた。私は、家族に、とくに兄弟姉妹には、「病気が進んできて、食事ができなくなっている。食べないから痩せてきたのではない。がんの進行によって、食べることができなくなってきた状態です」と説明し、お別れの時が近づいていることを話した。

しかし、家族にとって受け入れることは困難な状況であった。いよいよお別れの時がきたが、家族はそれを認めることができなかった。夫、子ども、兄弟姉妹が交互に叫ぶように、「まだ死んだらダメ、息をして」と声をかけた。予期悲嘆（後述）が十分に出せず、家族の死の受容が十分ではなかったので、死亡時の悲嘆反応は激しいものだった。約三十分間、私と看護師は、ベッドサイドに取りすがり懸命に声をかけている家族を病室の隅から見守るしかなかった。

ついに夫が、「もう休ませてあげよう」と声をかけた。その言葉を境に、家人たちの言葉は、「ありがとう」「苦しいのによくがんばった」というものに変わった。落ち着いて、別れの言葉をそれぞれに口にした。末期の水を含ませることもできた。一通り、お別れがすんだところで、「診察させてください」と私は言って、死亡の確認をおこない、日野さんに向かい、「よくがんばられましたね。ゆっくりお休みください」と声をかけた。それから、家族に向かって「いま、お亡くなりになりました」と伝えた。

亡くなった患者さんにも生前と同じように話しかけている。亡くなっても一人の人格をもった患者さんなのである。

主体はあくまで家族にある

ホスピスでは、死亡の確認は、心電図を使わずにおこなっている。心電図を使用しても、けっして患者さんのそばには置かないで、ナースステーションで参考のために使っているだけである。死亡の時刻は、臨終に立ち会った家族の一人ひとりが決めるものである。

日野さんの場合に、もし、心電図が病室にあったら、家族の人たちは、日野さんを励ますことも、別れの言葉をかけることもなく、心電図の波形が一直線になった時刻に、医師から「ご臨終です」と言われて泣き伏していたかもしれない。これでは、機械が死亡の時刻を決めてしまうことになり、家族は死を受け入れられない。そこに立ち会っている家族が、患者さんの死を受け入れた時刻が、死亡時刻なのである。主体はあくまでも家族にある。

家族がお別れの準備を生前からしている場合には、死が訪れても、落ち着いて対応できることが多い。生前から死別の悲しさを表現できることが必要なのである。これを予期悲嘆という。だが、予期悲嘆が十分でない家族では、死亡時に慌てるときがある。そういうときでも、日野さんの家族のように、時間をとれば、受け入れることができる。これもホスピスにおける大切な家族のケアである。

3　スピリチュアルペイン

スピリチュアルペインという言葉がある。死を目の前にした患者さんは、一度は絶望の淵に立たされ悩み苦しむ――これをスピリチュアルペインと呼んでいる。患者さんの口からこぼれる言葉としては、次のようなものがある。

①「私は何も悪いことはしていないのに、何でこんな病気になってしまったのか」（六十八歳、男性）
②「助からないなら、生きていても意味がない。早く死なせてほしい」（四十六歳、女性）
③「もう十分苦しみました。早く終わりにしてください。注射を一本してくれればすむでしょう」（四十二歳、女性）
④「このまま座して死を待つような心境にはなれない、だめでもともと、いいと思うこ

とは何でもやってほしい」（四十五歳、男性）
⑤「早くお迎えが来てほしいのに、少しも来てくれない」（五十九歳、女性）
⑥「手も足も動かなくなった。こんなになったらもう人間じゃない。この苦しさは誰にもわからん」（五十九歳、男性）
⑦「つらい、社会的地位を失うことはこんなにつらいことなのか。まだまだやりたいことはある」（五十九歳、男性）
⑧「私はいままで仏教できたが、キリスト教に変わりたい」（八十二歳、男性）
⑨「いままでやりたいことは何でもやってきた。何もできなくてなって怖い。洗礼を受けたい」（五十二歳、男性）
⑩「死を宣告され、いったん受け入れあきらめているが、あきらめきれないし、未練もある。見舞いの人が来て、適当に励ましの言葉や、人は誰でも死ぬものと言われると、無性に腹がたつ。やさしくされればされるほど、先は長くないと思ってしまう」（七十歳、男性）
⑪「苦しくなったら楽にしてくれると言ったじゃない。どうしてそのようにしてくれないの」（五十歳、女性）

⑫「私が家族の重荷になっている。私さえいなければ、家族はもっと楽に暮らせるので、早く死なせてほしい」（四十一歳、女性）

⑬「俺はアホやった」（四十歳、男性）

けっして、ぬぐい去ることのできない大きな黒雲が頭上にかかり、これからの先行きに得も言われぬ恐怖やいらだちを覚えている状態であろう。生きる意味や、苦しみの意味、後悔、罪の意識、死に対する不安、来世への希望を表出したものなどである。生命の危機的状況に立たされて、普通の状態では考えたこともないようなことに意識が移っているのだろう。人間は誰でも多かれ少なかれ、生命の危機にさらされるとこのようなことを考えるといわれる。

このような痛み（スピリチュアルペイン）に対して、どのようにかかわっていくことができるのだろうか。このような叫びに対して、人間は答えを用意できるのだろうか。

患者さんに前記のようなことを言われて、それに対して、即座に的を射た答えを用意することは到底できない。なんて返答したらいいのか言葉が出ない質問ばかりである。気休めに「そんなことを言わないで、がんばりましょう」と返答しても、それは患者さんにとってはなんの助けにもならないであろう。もう、がんばることができなくて、このような叫びを発しているからである。

スピリチュアリティの共有へ

それでは、どのような返答が患者さんにとっての慰めになるのだろう。慰めになる言葉はあるだろうか。患者さんの気持ちを肯定してあげることしかないのではないか。「あなたが、そんなふうに思っていることは、人間なら誰でも考えることですよね。私もあなたと同じような状況になったら、同じように考えていると思います」と言いながら、つらい気持ちを聴いてあげるしかないと思うのである。

私は、患者さんにつらい気持ちを十分話してもらうことを考えている。話しやすいようにその場の雰囲気を整えるようにしている。患者さんは自分で話す言葉のなかに、いまの状態を少しずつ受け入れる言葉を見つけていくものである。患者さんが言葉を発しなければ、黙ってそばにいるだけでもいい。誰かがそばにいるだけでも、そこにいる二人の間に通うものがあればそれでいいのである。答えはすぐに出るものではない。時間をかけて見つけていくものだ。見つけても、また見失い、そしてまた見つける。また見失うこともある。そのように悩みながら過ごすことが人生である。それを、いつも近い距離から温かい眼差しで見守る人がいればそれでいいのである。

スピリチュアリティという言葉がある。その人にとって生きていくために必要な力の源と考えることができるだろう。通常の生活では、そういうことには意識を注がずに私たちは日々の暮らしを営んでいる。自分の知識とか経験を頼りにして日常生活を営むことができるからである。しかし、生命の危機に面すると、死んだことのある経験者もなく、自分の知識や経験を総動員しても、答えが得られない。

そのために痛みが生じるのがスピリチュアルペインと呼ばれるものである。

死に臨んだときには、これから先に何が待ち受けているのかわからないために、不確実性が高くなる。だから、スピリチュアルケアをするということは、この不確実性を減らすことにある。不確実なことを、どうすれば減らせるだろうか。患者さんには、不確実だからといって「わからない」というような対応はしないほうがいい。わかる範囲で誠実に答えなければならない。みずからの死生観が問われているからである。患者さんの感じている怖れを共に感じるようにする。その誠実さは患者さんに伝わる。話すことがなければ、あるいは、その場に適切な言葉が見当たらなければ、黙っていればいいのである。患者さんと同じ想いであることを、患者さんに感じてもらえることが大切である。

ホスピスでのケアを一言でまとめると、スピリチュアルケアになる。人と人との繋がりの究極にあるものがスピリチュアリティの共有といえるかもしれない。数多くの患者さんとのあいだにスピリチュアリティの共有がなされるほど、ホスピスケアが優れているといえるような気がする。

4　穏やかな死を迎えるために

このことは、おそらく誰もが願っていることだろう。人間であるかぎり、誰もが死ななければならない。であるならば、死ぬときには苦しまないで、誰にも迷惑をかけないで死んでいきたいと多くの人は願っている。そのために、ホスピスを選ぶ人が多い。私も、できるならばホスピスで死にたい。ホスピスで迎える死は、穏やかな死である。どういうところが穏やかなのか考えていきたい。

つらい症状をとる

まず第一に、痛みやさまざまな苦しさを除くことで穏やかに過ごすことができる。佐藤さんは、六十三歳であった。理科系の大学で教授をしていた。肺がんと診断され、そのときに、有効な治療法はないことも説明を受けていた。

佐藤さんは、「もともと、人間なんだから、生物であるかぎり、いつかは死ぬときが来る。私はドライに割り切るほうだから、痛みさえとってくれたらそれでいい。それ以上は何もしてくれなくていい」とはっきり自分の考えを述べた。佐藤さんはホスピスには胸痛と、呼吸困難を訴えて入院した。これらの症状は、モルヒネやステロイドホルモンを使うことで改善した。「何か魔法にかかって、だまされているようだ。悪く言うと、新興宗教に引っかかったみたいだ」と、回診のときに話してくれた。職業柄、何事も理詰めに考えなければならなかった佐藤さんにしてみれば、ホスピスでの治療効果が、先ほどの言葉のように映ったのだろう。佐藤さんは二十日間ホスピスで過ごしたが、最後まで最初の言葉どおり落ち着いて過ごした。佐藤さんにかぎらず、ホスピスでつらい症状がとれたときには、何度も言うようではあるが、多くの患者さんが「もっと早くホスピスにくればよかった」と話す。だから、一日も早くホスピスを受診することがひとつのポイントである。

人生の満足感を得ること

ホスピスに入院し、症状が落ち着くと、自分の人生を振り返ることができる。そして、自分の人生を総括するのである。そこで、自分なりの人生の満足感が得られることで、穏やかに過ごすことができる。これが第二のポイントである。坂本さんは四十二歳の独身女性で、ある女子大学で助教授をしていた。近代日本文学を専攻していた。いかにもキャリアウーマンといった感じで、背筋を伸ばして、しゃきっとした人だった。悪性黒色腫といわれる進行の速いがんにかかっていた。

最初は、口の中の小さなしこりであったものが、半年の間に、口の中に広がり、痛みが生じ、食事をすることも難しくなっていた。肺にも転移を来たしていた。告知も受けていた。ホスピスに入院して、痛みが収まると、坂本さんは、「いままで、自分がやってきた研究の結果をまとめたい」と話した。大学の研究室から資料を運んでもらい、病室のソファをデスク代わりに使い、口からこぼれる唾液や血液と闘いながら仕事を続けた。ある日、病室を訪れると、「先生、私、もう疲れました」と、涙を浮かべ、いままでに見せたことのないほど落ち込んでいた。

私は、坂本さんの様子がいつもと違うので、やや驚いた。「からだが思うようにならないのに、いつも、一生懸命仕事をまとめようとしている姿には、私たちからみると頭が下がります。仕事がイヤになることなんて、誰にでもありますよ。最後の仕事を成し遂げる時間はきっと与えられると思うので、からだがだるくて仕事がはかどらないときには、少し休んでもいいと思いますよ。坂本さんにも今日みたいな日があるというのがわかって、私たちは安心しました」と、私は少しだけ微笑みながら話した。

「私は、好きでこの仕事をしてきたわけではないのです。本当は、結婚して平凡な主婦をしたかったんですけど。赤ちゃんを堕したこともありました」と、予想外のことを坂本さんに告白され、私はとまどった。このあと、どのように言葉をつないだらいいのか、言葉がみつからなかった。沈黙の時間がしばらく流れた。「私には、結婚を約束した人がいたのですが、親に反対されて結婚はあきらめて、子どもも堕ろしました。それで、自分にはもう仕事しかないと思って、これまでがんばってきました。先生にはつまらない話を聞かせてしまって申しわけありません」と坂本さんが言葉をつないでくれた。「つらいことを、よく話してくれましたね。私たちには、坂本さんのつらいところを、よくわかってあげられないかもしれないけれど、私たちにできることなら何でもするから、どんなことでも言ってくださいね」と話すことが、私には精いっぱいだった。

坂本さんは、最初はうつむいていたが、話をしている間にいつもの姿に戻り、徐々に私のほうを向いて話してくれるようになった。「私は、このごろ、正岡子規のことを考えます。子規は、脊椎カリエスの痛みで晩年には大変悩んだと聞きます。痛みはすごかったんですよね。最後まで痛かったんですよね。それに比べると、私は、話しにくかったり、食べづらいことはあるけれど、痛みは耐えられないほどのものはなく、こうして、毎日仕事もさせてもらっています。だから、先生たちのおかげで、子規よりも楽に過ごしていると思います。まだまだ仕事をかんばりたいと思います」と締めくくってくれた。坂本さんは、自分の専門分野の文学者のなかに自分の病気を映し出し、生きる力としていた。坂本さんの人生は、若いときの悲しい出来事が原点となって築かれたものであったかもしれない。しかし、念願であった業績のまとめを仕上げることができたときの彼女のホッとした表情を私は忘れられない。ホスピスで患者さんを診ていて思うのは、穏やかに最後を過ごすためには、満足感が必要なのだということである。人生の満足感である。自分なりに自分の仕事を果たしたと思うことができれば、穏やかに過ごすことができる。

まだ若く、人生の途上で最期を迎える場合でも同じことがいえる。志賀君は十九歳のときにホスピスへ入院してきた。病名は左膝の骨肉腫であった。肉腫というのは、悪性腫瘍のなかの一部のものをいう。骨にできた肉腫を骨肉腫といい、がんと同じように転移する。中学三年のときに左足を大腿部から切断していた。治療のために一年間休学したので、ホスピスに入院したときには、高校三年生であった。

志賀君は、左足の切断後、自分がこれから生きていくためには、座っていてもできる仕事を見つけなければならないと考えたという。そこで選んだのが音楽関係の仕事で、作曲家をめざすことにして、音楽のできる高校を選んだ。高校ではブラスバンド部に属し、作曲の個人レッスンを受けながら高校時代を過ごしてきた。しかし、高校三年生になってから肺への転移がわかった。勉学を続けてきたが、呼吸困難がしだいに強くなり、卒業式を間近にした二月にホスピスに入院してきた。痩せて、顔色も悪くなっていた。鼻から酸素を吸入して、やっと話ができる状態であった。残された時間は、二週間くらいであろうと予測される状態だった。

ホスピスでは、入院した患者さんには、まず何をしたいかを尋ねる。志賀君にも何をしたいかを尋ねた。「息が苦しいのをとってほしい。でも強い薬は使ってほしくない。それから卒業式には行きたい」と志賀君ははっきりと希望を口にした。モルヒネを使いたくないことを暗に訴えていた。卒業式は五日後であった。呼吸困難が強く、この状態では外出は難しいと私は思ったが、ホスピスのスタッフ、両親と相談し、願いを叶えられるようにプランを練った。志賀君には、「片道一時間ほどかかる高校まで、病院から無事行って、戻ってこられるかどうかとても心配なので、私と看護師さんが、一緒に車に乗って行きましょう。もし、途中で身体の具合が悪くなるようだったら、ドクターストップをかけるので、そのときには、卒業式はあきらめて戻ってこよう」と説明した。志賀君は、「先生たちには迷惑をかけるけど、よろしくお願いします」と、息苦しいなかにもしっかりと答えた。

当日、志賀君は高校の制服に着替え、介護車にストレッチャーごと乗り込み、横になると息苦しさが増えるので、座った状態で鼻から酸素吸入をして出発した。高校に着くと、校門から卒業生、在校生が拍手で志賀君を迎えてくれた。ストレッチャーに乗ったまま、校長室で卒業証書を授与された志賀君が、ホールに出て、誇らしげにそれを両手で高く掲げると、割れんばかりの大歓声と拍手が教職員、全校生徒からわき上がってホールをつつみ、しばらく止まなかった。それから、ブラスバンド部が、先輩にあたる志賀君のために卒業にちなんだ曲を演奏し、最後は校歌の大合唱で締めくくった。ホール全体が、高校全体が、そこに集まったすべての人が、ハンディを背負いながらも三年間の高校生活を全力投球で生き抜いた志賀君にエールを贈っているように思えた。感動的な卒業式で、私も、ともに付き添ってきた看護師も目頭が熱くなるのを禁じえなかった。

この卒業式を見て、志賀君の卒業式に対する思いは、他人にはわからないものであったことに私は気づかされた。健康な私が、卒業式に出席することの意味と、松葉杖をつきながら三年間通学した志賀君が卒業式に出たかった意味とはまったく違ったのである。そのことを、強く教えられた。ドクターストップなどということがましいことを話す必要などなかった。卒業式こそ彼のいのちだったのである。帰りの道中では、志賀君は疲れて息苦しさが増したようではあったが、酸素吸入をしながら無事にホスピスに戻ってくることができた。

しかし、その夜から呼吸困難が悪化した。その夜、病室を訪れたさい、志賀君から質問があった。「息苦しくなってきたけれど、ぼくはあとどれくらい生きられますか」というものであった。ここは、彼の苦しさにしっかりと向き合わなければならないときだったので、私はいすに腰掛けて、「確かに、今日の呼吸をみていると、ずいぶんとしんどそうにみえるね。これから先のことは、どうなるか誰もわからないところがあるので、正確に教えることはできない」と話すと、「それはわかります」と彼。息苦しいなかにも私を見つめている。しばらく、沈黙の時が過ぎた。彼の眼は、なんとかこの苦しさを除いてほしいと訴えていた。「今日は、卒業式で、次は入学式ということになるけど、それが、迎えられるかどうかわからないと思う」と私。「えーっ、そんなに少ししか生きられないの。それじゃ、こんなにがんばっていてもしょうがないよ。モルヒネを使ってください」と彼は息苦しさがピークにきていることをあらわした。その夜からモルヒネを使った。

志賀君は、翌日の午後までぐっすり眠った。夕方、病室を訪れると、「楽になった。ありがとう」と右手を差し出してきた。「よかったな」と私も右手を差し出し、握手をした。前日までとは違った、どこかゆったりとした笑みのある表情であった。その後、徐々に苦しさが増えたので、モルヒネなどを調節しながら過ごし、卒業式から四日後に志賀君は十九歳の生涯を終えた。短い人生で、無念なところも多かっただろうが、最後に私と交わした握手から、志賀君が自分に与えられた大仕事を成し遂げた安堵感のようなものが伝わってきた。

亡くなったあと、同級生四人がホスピスを訪ねてきた。志賀君のことを忘れないために、同級生全員に呼びかけてホスピスのために募金を集めたそうである。それを、四人が代表して持ってきてくれた。このことも、志賀君の大仕事だったように思える。同級生にいのちの大切さやひたむきに生きることを、高校生活三年間のなかで伝えたのだろう。

家族の支えが必要

最期を穏やかに過ごすために、三番目に必要なことは、家族の支えである。献身的に世話をする家族がいると、患者さんは誰でも落ち着く。娘が親を看取る場合には、患者さんが父親であろうと母親であろうと穏やかに過ごす。奥野さんは六十七歳で、乳がんの患者さんであった。脳に転移があったため、頭痛、軽い意識障害があり、ホスピスに入院となった。身動きは自分ではできず、食事も誰かが介助しないとできない状態であった。奥野さんには、二十九歳の独身の娘さんがいた。娘さんは、ちょうど仕事をもっていなかったので、ホスピスに泊まり込みで、奥野さんの介護にあたった。食事の介助やマッサージ、話し相手、買い出しなど身の回りの世話をよくやっていた。意識障害があって、患者さんとのコミュニケーションが難しいときでも、娘さんが間に入って奥野さんの言いたいことを仲介していたことも、奥野さんにとっては大きかったと思われる。奥野さんは半年近くホスピスで過ごし、穏やかに逝った。

一方、家族の支えを求めながらも、その願いが叶えられず、ホスピスで苦しむ患者さんもいる。四十歳の西本さんは、デパートに勤めるサラリーマンで、奥さんと幼稚園の娘さんがいた。肺がんで、背骨に転移があり、神経麻痺をきたして、寝たきりの状態であった。ホスピスに入院したときには、奥さんも付き添って来たが、その後はホスピスには来なかった。とくに娘さんに会いたがっていたのだが、最後までホスピスには来なかった。

西本さんは横浜に暮らし、肺がんの治療もそこで受けていたが、寝たきりになったときの療養の場として実家に近いわれわれのホスピスを希望した。そのあたりの事情を、面会に来た西本さんの妹さんに尋ねた。西本さんは、世話好きなひょうきん者で、誰からも好かれるが、落ち着きのない性格であった。デパートに勤めたあと、後輩として入社した奥さんに一目惚れし、猛烈にアタックして奥さんを射止めたということであった。

しかし、周囲はこの結婚に反対だった。奥さんの両親は、家柄にこだわりがあり、結婚をなかなか受け入れられなかった。結婚後も西本さんの社交的な性格は変わらず、奥さんや娘さんを顧《かえりみ》ることなく、会社での付き合いを優先させていたようだ。何度も話し合ったが、いっこうに西本さんの行状は改まる気配がなく、奥さんと娘さんは実家にもどり、別居状態になっていたという。このような背景をもって西本さんはホスピスに入院した。

西本さんは、告知を受けて自分の状態を知っていたので、最後に娘さんに会いたいと希望していた。そして、いままでのことを詫びた手紙を奥さんに書いた。返事がなかったので、今度はテープに録音してそれを送った。それでも返事がなかった。状態が悪くなってきたので、ぜひ面会に来てもらいたいと、受持看護師から奥さんに電話を入れた。しかし、奥さんから「すぐにこちらに向かう」という返事は得られなかった。西本さんの娘さんに会いたいという最後の希望は叶えられず、「おれは、アホやったァ」と大きな声で叫んだのが最後の言葉となった。

西本さんからも奥さんからも夫婦間の問題について直接話を聞いたわけではなかったので、事実関係はわからないが、西本さんの最後の叫びは悲しい。ホスピスとしてのかかわり方に足らないところがあったと反省させられるが、最愛の家族に見放された患者さんは、孤独で切ない。

「生きている自分」と「生かされている自分」

穏やかな死の条件として、最後にもうひとつあげたいことがある。それは、信仰である。人間の力を超越した大きな力を信じて、それに委ねることができる患者さんは強い。安川さんは五十九歳の大学教授であった。クリスチャンであり、宗教学者で、キリスト教教育学を教えていた。直腸がんの肝転移で、根治的な治療法はないと大学病院で言われてホスピスを受診した。若いときにキリスト教に出会い、生涯を神とともに歩んできた、いわば筋金入りのクリスチャンである。自分の人生を神に委ねることができる人であった。

ホスピスをはじめて受診したときには、ひじょうに暗い顔をしていた。大学病院から診療情報と血液検査、病理組織検査、レントゲン写真を借りてきた。「ほんとに、私は助かりませんか」と安川さんは私に問うた。「つらいことですが、この資料をみるかぎり、この病気を治そうとするより、この病気とどうしたらうまく折り合っていけるかを考えたほうがいいように思います」と私は答えた。「ああ、つらいなあ。私はまだ教えなければならないことがあるのです。社会的生命を絶たれるのはつらい。ほんとにつらい。私は、講義でホスピスのことも教えてきた。ホスピスについてレポートを提出せよと言われたら、美辞麗句を並べていくらでも書けますよ。だが、自分でこうしてホスピスに来る立場になってみると、ほんとにつらい。神様を恨みたい気持ちにもなる」。安川さんは絞り出すような声でこのように言った。

「ほんとにつらいことだと思います。『知恵が増せば悩みが増え、知識が増せば悲しみが増える』と聖書にも書いてありますものね」。私はこのように答えた。しばらく沈黙があった。生意気なことをいう若造だと思われたかもしれない。

「こういうときには、どうして過ごせばいいですか。ほかの人はどのようにして過ごしていますか」と安川さんから質問があった。「信仰が受肉した方ならみな、大丈夫ですよ」と私。受肉というのは、「信仰が見せかけのものではなく、本当に自分のものになった状態」をいう。「受肉ね」と安川さんがつぶやいた。眼が輝いていた。この言葉がすべてのつらさを解き放ったようだった。「夜は、不安や恐れで眠れないことはありませんか」と私が質問した。「いいえ、よく眠れます。神様に守られているので、何の不安もありません」と安川さんはきっぱりと答えた。これが、安川さんとのはじめての出会いのときの話の内容である。

このあと、安川さんは外来通院を二カ月間続けた。受診のたびに、「なぜ、神様はこのようなことをなさるのか、わからない」とぼやき、私は、「『すべてのものには時がある』と聖書にありますよ」というような言葉を返した。「先生はいつもうまい答えを出してくれるので、受診するのが楽しみだ」と安川さんは穏やかに微笑んで話した。

安川さんは肝性昏睡になり、賛美歌の流れる病室で安らかに天国へ帰った。安川さんは、神にすべてを委ねることのできる信仰をもっていた。危機に臨んで信仰をもつことはむずかしい。平穏な日常の生活のなかで、「生きている自分」と「生かされている自分」に気づくことが必要だと教えられた。

春田さんは、七十七歳で乳がんの患者さんであった。骨に転移があり、腰痛のためにホスピスに入院となった。春田さんは、いわゆるいいところのお嬢さんで、医学部を卒業し、医師として仕事をしてきた。性格は、がんこ、わがままと自分で話していた。夫とは離婚して、長男のところで過ごしていたが、嫁との折り合いが悪く、その解決法として、長男がホスピスを勧めたようだ。入院後、腰痛は軽減され、歩行器を使って、病棟内を朝夕散歩することが日課となっていた。散歩以外のときには、自室で横になっていることが多かった。

入院後一週間で、気難しい顔もだいぶ和んできたので、私は医師同士の親しみもあり、スピリチュアルな話をするようになった。そのなかで春田さんが悩んでいたことは、「自分がどうしてこのような病気になったのか、その理由がわからない」ということであった。そのほかに、夫のこと、嫁のことを非難する言葉も聞かれた。

若かったころに、キリスト教会にも通っていたと話していたので、ともに聖書を読むことにした。私は、日々の回診に聖書をもっていった。春田さんは、熱心に聴いていた。「いま、ここに、こうして生きていることを感謝しなくてはいけません。感謝の祈りをすることです」と私は、時には少し強めの口調で話したこともあった。聖書を読むことが二カ月ほど続いたが、春田さんはいつも真剣であった。その間に春田さんはしだいに衰弱し、「ほかの人々の幸せを祈りながら、私は眠ります」という言葉を残した翌日に亡くなった。春田さんは、二カ月の間に、自分を中心とした小さな眼から、聖書を通して大きな眼が開かれていった。

穏やかな最後を迎えるためには、どのような条件があればいいのかを、ホスピスで出会った患者さんをとおして考えてみた。四つのポイントがあった。症状がよくコントロールされること、人生の満足感、家族の支え、信仰である。このうち、ホスピスでできることは、最初のひとつ、症状のコントロールだけである。残りの三点は、ホスピス以前の問題である。「穏やかに死にたい」という願いを叶えたければ、それは日々の生活態度にかかっているといえる。ホスピスでの時間は、人生が凝縮された時といわれるが、そのことをいつも考えさせられている。

第4章

地域・家族とどうかかわっているのか

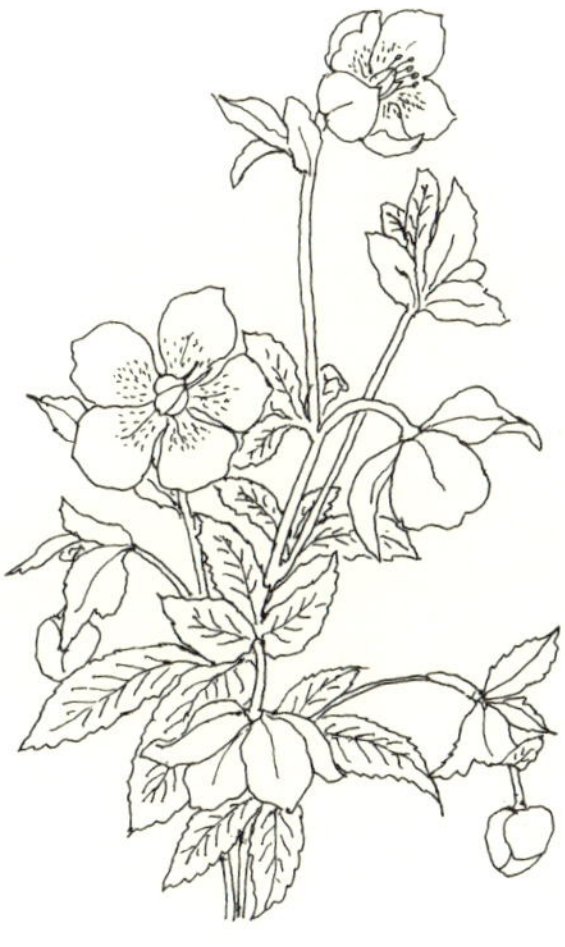

1　家族を支える

ホスピスでは、患者さんだけでなく、家族もケアの対象にしている。病気をもってつらいのは、患者さんだけでなく、患者さんを支えている家族もつらいのである。重病の人を身近にかかえているだけで心が落ち着かなくなるものである。

家族を支えることもホスピスの大切な仕事である。患者さんが入院してきたときには、家族の思いも十分に聴くようにしている。患者さんに対する思いは家族のなかでも微妙にずれていることが多い。個別に面談することも必要である。看病疲れや経済的問題、家族が病気になって新たに生じた人間関係のなかでの葛藤、治ってほしいという気持ちと早く楽になってほしいという気持ちの相克、病名告知の問題をかかえている家族が多い。患者さんを大切に思えば思うほど、自分の無力さに苛《さいな》まれる家族もいる。そのような家族に対応しなければならない。

家族も過ごしやすい環境をつくる

患者さんがどのようにして亡くなったかということは、死別後の家族の悲しみからの回復に大きな影響を与える。「あの人らしい死に方だった」と思えること、「自分たちはやれるだけのことはやった」とあとで思えることが家族の立ち直りには重要である。そのことを念頭に置いて、家族のケアを進めなければならない。

ホスピスでは、家族に患者さんと一緒の時間を多くとってもらえるように、家族にも過ごしやすい環境を整えるように工夫している。病室の広さは、付き添い用のベッドを持ち込んでも、窮屈さを感じないように大きくとっている。インテリアも、病院らしさをなくして、家庭の一室と思えるように、木を多く使って仕上げている。障子もある。ホスピスによっては、和室を用意しているところもある。ホスピス棟内には家族用に風呂も用意されている。

合田弓子さんは四十五歳で、乳がんの骨への転移で脊髄が圧迫され、下半身麻痺となってホスピスを受診した。同い年のご主人とは高校時代の同級生であり、子どもさんがいなくて、いわゆるおしどり夫婦であった。患者さんは弓子さんなのだが、夫婦そろって入院した。そして、翌朝より、ご主人はホスピスから職場まで片道二時間半の道のりを通勤した。病室で弓子さんと起居をともにし、患者さん用とは別に頼んだ病院の給食を食べ、スーツを着てホスピスから出かけていく。弓子さんは、それを「いってらっしゃい」と病室で見送る。夕方、帰宅（?）すると、妻は「お帰りなさい」といい、夫は普段着に着替えて給食を妻とともに食べる。休みの日には、奥さんとともに一日をホスピスで過ごした。ときどき、二人で外出することもあった。

合田さんは、半年近くのいのちがホスピスで与えられた。入院当初は延命治療への期待もあり、ホスピスから大学病院へ出かけたこともあったが、緩和ケアに重心を移し、ホスピスを生活の場とすることで、合田さん夫妻はそのときに自分たちのできる最大限の生活をしていたと思われる。合田さんが亡くなり、玄関から見送ったとき、ご主人が私に近づき、握手を求めて「長い間お世話になり、ありがとうございました」と目線を合わせて話した姿は、長い入院の間にはわがままに思われる言動もあったが、別れのつらさをのぞかせながらも、どこか清々《すがすが》しさがあり、私はホスピスの働きのひとつのかたちをみた思いがした。

家族のケアを語るときには、子どもへの説明をどうするかにいつも悩まされる。小・中・高校生の子どもがいる場合、父親・母親が、みずからのまたは配偶者の死が近いことをどのように伝えているのだろうか。親ががんになり、家で寝込む時間が長くなったときや、入退院を繰り返していると、子どもは子どもなりに、家庭内の緊張感、大人の見せかけの元気や見え透いた言い訳、いつもと違う沈黙などから異常を察しているものである。

そのようなときに何も話さないでいると、子どものほうが、このことには触れてはいけないと気を遣うようになってしまう。自分が除《の》け者にされたと思ってしまうこともある。子どもはいつも親のことを考えている。子どもは自分なりに役に立ちたい、何かしたいと思っている。子どもは、親にはない柔らかな感性をもっているので、家庭の誰にとっても重大な問題はともにわかち合っていくことが大切である。

清水さんは、三十六歳の肺がんの患者さんだった。骨にも転移がみられた。小学六年生と二年生の二人の男の子の母親であり、とても優しいお母さんのような印象を受けた。一カ月ほどホスピス外来に通院していたが、呼吸困難が強くなってホスピスに入院となった。告知を受けていたが、入院時には、「元気になってまた家に帰る」とはっきりと言った。

しかし、清水さんの状態は、日々呼吸困難が増悪していった。「清水さん、なかなか呼吸困難が改善しないですね。これは、やはり時間がかかりそうだから、子どもさんたちに何か話したいことがあったら、いまのうちから少しずつ話したほうがいいかもしれませんよ」と、私が少しつっこんで話してみた。清水さんは、肩を落として「そうですか」と答えた。面談室で夫に病状について説明した。そのさい私は、「子どもさんたちには、お母さんのことをどのように話していますか」と尋ねてみた。夫は、「入院したときに話そうと思っていましたが、まだ話せていません。家でも、子どもたちはお母さんの話を避けているようです。今日は話してみようと思います」と話した。

その日からしばらく経っても、子どもさんたちが付き添うこともなく、残りわずかな日々が過ぎていった。その間に、清水さんの状態は悪化し、鎮静が必要になってきた。夫に病状の説明をしたが、そのときに子どもさんのことを尋ねてみた。夫は、「実は、子どもにはまだ話していません。切り出そうとするのですが、なかなか言いだせないのです」とうつむいていた。そこで、「そうですよね。その気持ちはよくわかります。私自身がその立場だったら、やはりどう話したらいいか悩むと思います。よかったら私のほうから話しましょうか」と問いかけると、「そうしてください」という返事であった。

二人の子どもが面談室に来て、私の前に座った。私は、できるだけわかりやすく肺がんの説明をした。それから、「お母さんが、痛みや苦しみがなく過ごすためには、うとうとして眠っていることが一番いい。お母さんは眠っている間に、君たちや、お父さんの声を聞きながら天国に行けるからね」と私が話すと、夫が、すかさず、「天国にはおばあちゃんもいるから、安心だよな」と続けた。弟は、神妙に聞いていたが、兄は私に質問した。「先生、お母さんは死ぬの」。私は、言葉に詰まった。兄は私を見つめ、私も彼を見つめていた。しばらくして、「先生、お母さんが苦しまないようにしてください」と話すと、そのあとは、こらえていた涙が溢れ泣きじゃくった。「おかあさんが苦しまないようにきちんとするから大丈夫だよ。お母さんは、返事はしてくれないけれど、君たちの声はちゃんと聞こえているから、いっぱい話しかけてね」と私が答えた。兄弟二人は、面談室を飛び出し、一目散にお母さんのいる病室に駆けていった。それから、二人は清水さんが亡くなるまでの二日間を枕元で過ごした。清水さんが帰宅するとき、ほかのスタッフとともに、ホスピスの玄関で見送った。そのさい六年生の兄は、「先生、ありがとうございました」と私に頭を下げてくれた。その礼儀正しい態度に、私は、母親の死を乗り越えて子どもが育つ姿を思い浮かべた。

清水さんが退院したあと、夫がホスピスにあいさつに来た。清水さんが子どもさんたちそれぞれに遺した手紙が引き出しに置いてあったそうだ。その手紙を心の拠り所として、これからの人生をたくましく、柔らかに生きていってほしいと切に願う。

ホスピスでみる人間模様はさまざまで、それぞれの歴史があり複雑である。そこに、われわれホスピススタッフがかかわって、どれほどの役に立てるかわからないと思わされる患者さん・家族にも出会うが、ひとつの生命が終わっても、いのちは遺された家族に受け継がれていくものである。そうであるならば、その人らしいいのちを受け継いでもらえるように、家族に対してもケアをおこなわなければならないと思う。

2 遺族のケア

患者さんが亡くなったあとの家族のケアはとても大切である。死別後の立ち直りの期間は、半年で五〇パーセント、一年で七〇パーセント、一年半で八〇パーセントといわれている。その間に起こす症状としてはうつ状態になる家族が多い。

それに対してホスピスでは、遺族へのケアとして、遺族会を開催したり、担当看護師が遺族に手紙を書いたりしている。患者さんが亡くなったあとに家族があいさつに来たときには、ゆっくり時間をとって話を聴いたりする。また、死亡時にお別れ会を開く場合もある。このお別れ会は、すべての患者さんにおこなっているわけではなく、キリスト教主義の病院ならば、クリスチャンを対象にすることが多い。しかし、希望する患者さんや家族に対しては、クリスチャンでなくてもおこなっている。

お別れ会は新たな人生のスタート

山口さんは、七十八歳の女性で胃がんであった。がん性腹膜炎となっていた。告知を受け、みずからの判断でホスピスを訪れた。娘さんにともなわれて、半年ほどホスピスの外来に通院した。その間は、症状も安定していたので、通院のたびに山口さんは、若いときに観た映画の思い出などを楽しそうに語ってくれた。しかし、吐き気が強くなり、食事がとれなくなってきたので入院となった。入院してからは、約三週間で穏やかに亡くなった。

山口さんには、二人の娘さんが交互に付き添っていた。その様子を見ていると、母親の死を十分に受け入れて、最後の親孝行をしているように見受けた。看取りのあとに、娘さんに「お別れ会をすることができますが、どうしましょうか」と私は尋ねた。お別れ会の内容を説明すると、「母は、このホスピスがとても気に入っていたので、そのようなことをしていただけるなら、ぜひお願いします」という返事が娘さんたちから返ってきた。

お別れ会は、山口さんと娘さん二人に、チャプレン（病院付きの牧師）、ホスピス医が二人、看護師三人、ボランティア四人でおこなわれた。はじめに、チャプレンの司会で「いつくしみ深き友なるイエスは」で始まる賛美歌を歌った。オルガンの奏楽をその曜日のボランティアにお願いした。次に聖書を読み、チャプレンが山口さんの魂の平安と、残された家族のこれからの無事を祈った。

その後、主治医の言葉として、私が半年に及ぶ山口さんとの交わりのなかから思い出になっていることを話した。そのときには、山口さんは終始、微笑みを絶やさず、余裕があり、われわれスタッフが山口さんから慰められていたこと、山口さんに出会えてうれしかったこと、娘さん二人がお母さん想いで本当によくお世話をしていたことを話した。次に、受持ちだった看護師が、どんな小さなことにも感謝の言葉を忘れない人であったことを述べた。最後に娘さんがあいさつをしてお別れ会は終わった。全体で二十分程度の会であった。

会のあとに、娘さんが私のほうに来て、「お別れ会をありがとうございました。母もとっても喜んでいると思います。私たちもホスピスに来て、ここまで大切にされてうれしく思います。明日からまたがんばっていこうという元気が出てきました」と話してくれた。

お別れ会は、遺族の人たちのねぎらいと悲しみからの回復を助けるためにおこなわれているが、新たな人生のスタートへの大きなステップになっていると感じる。

共通体験をほかの遺族と分かち合う

ホスピスでは、患者さんが亡くなられたあと、六カ月〜一年の間に、遺族会を開いているところが多い。死別後の立ち直りの途中にある遺族を招いて、同時期に家族を亡くすという共通の体験をほかの遺族とわかち合ってもらうことが目的である。わかち合いのなかから、立ち直りのヒントをつかんでもらいたいと考えている。

死別後の悲しみを誰にも相談することができないことが多いので、このような機会にいろいろな情報を得たいと思って参加する遺族が多い。この遺族会では、参加者が多い場合に、小グループに分かれて、各人が話しやすいようにしている。

私が勤めていた愛知国際病院では、二カ月ごとに遺族会を開いていた。対象は、死後五カ月目か六カ月目の遺族である。出席者は、全体の三〜四割の遺族である。けっして多い数字ではない。この時期の出席者が口にすることは、気持ちの整理ができず、なかなか立ち直れないというものである。喪失感の大きさに心にポッカリ穴があいている、ホスピスに来たときまだどこかにいそうだというものである。しかし、遺族会で話し合っていると、このような思いをいだくのは自分一人だけではないということがわかり、元気が出ると話してくれる。それに、遺族会に来る人たちのなかには、ホスピスへの感謝の言葉を口にして、スタッフに出会うことを楽しみにしている人たちもいる。

年六回の開催であるから、出席したいと思う遺族は何度も訪れる。そうすると、半年後、一年後、二年後と心境に変化が出てくることが読みとれる。

秋に奥さんを亡くした六十三歳の秋葉さんは、半年後の翌年四月に初めて遺族会に出席した。「死別直後のころは、妻の死が堪えていないと思って過ごしていました。しかし、年末に喪中葉書を出し終えてから身体に妻の死が堪えてきました。そして、確定申告をすませて、やっと生きる力が甦ってきました。妻の死が堪えていたときには、短歌で気を紛らわせていましたが、生きる力が甦ってからは、短歌は思い浮かばなくなりました。半年経って、釣りをしたり、気持ちが外に向くようになってきました」と秋葉さんは語った。

一年目に遺族会に参加した秋葉さんは、「寂しさ、つらさが変化してきました。孤独が一番つらい。妻に『どうだ、そっちで何をしている』と呼びかけています。死後の世界が百パーセントあると信じています」と話してくれた。一年三カ月後の秋葉さんは、「家内は亡くなっても、精神的なものは伝承されていると思います。家内が側にいるような気がします。パチンコ、競馬はだめよと言われているようです」と語った。一年半経ったときには、「他人（ひと）思い、おのれを思い、死を恐れ、生き生きて死をめざす」と心境を歌ってくれた。二年後には、「あのころは、精神状態がおかしかったなあと思います。いまもときどきおかしいことがあります。苦しみを乗り越えた人たちが幸せになれるようにと願っています」と話した。このように、時間を追って話す内容を追いかけると、やはり、平静な心境に戻るのに二年かかることが読みとれる。

遺族会も、回を重ねるごとに繰り返し参加する遺族の人たちが増えてきた。そうするなかで、これまでのホスピスが主催する遺族会以外に、遺族が主催する遺族会を立ち上げた

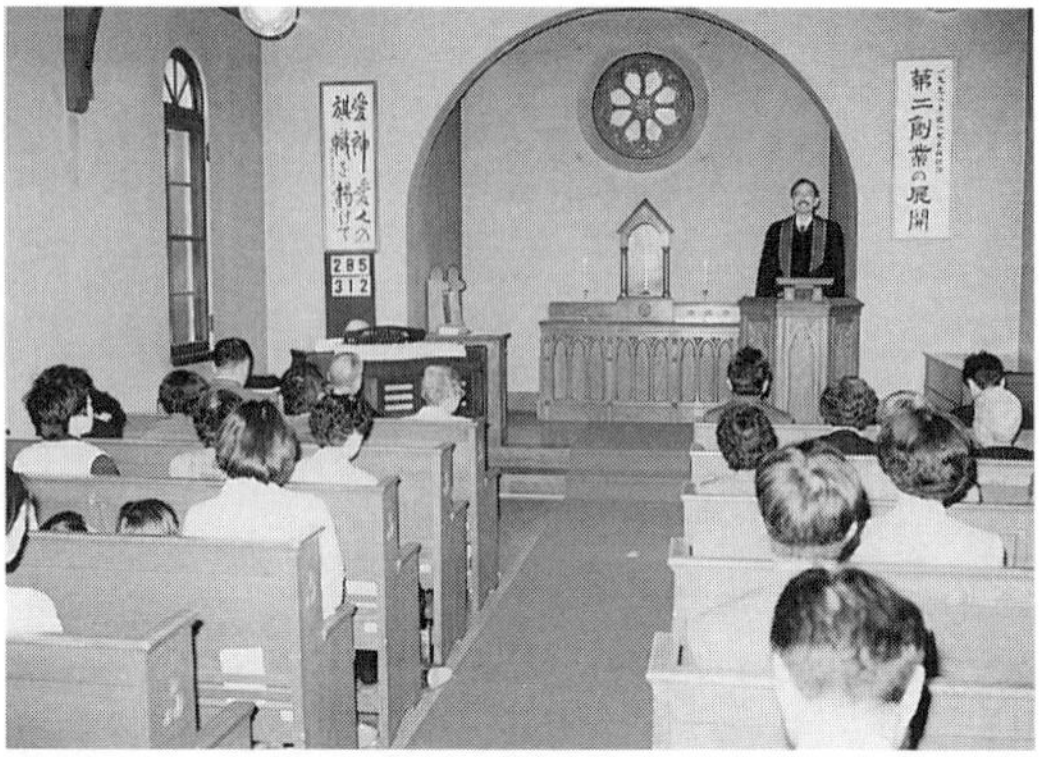

病院内の礼拝堂で行われる追悼会。この礼拝堂もヴォーリズ建築のひとつ

いという声が遺族のなかからわきあがってきた。死別後のケアをおこなう自助グループが発足することになったのである。「ホスピス明日葉《あしたば》の会」と名づけられ、秋葉さんも推進役の一人として活躍をしている。

　ヴォーリズ記念病院では、毎年、春と秋に遺族会がおこなわれている。ここでは、一般病棟、療養病棟、在宅ケアで亡くなった人たちすべてを対象にしている。がん以外の患者さんも含まれ、長年、病院で治療やケアを受けてきた人たちが対象になる。そうすると、高齢者も多数含まれるのでホスピスとは違った雰囲気の遺族会になっている。がんによる死は、非業の死ととらえられる人たちも多いが、老衰のような死を迎えた患者さんの遺族は、病院に対する感謝の気持ちを伝えるために遺族会に参加していることが多い。

　また、一家をあげて遺族会に参加する人たちも多く、患者さんの思い出話に和やかな雰囲気の遺族会になっている。しかし、がん患者さんのなかには一般病棟で亡くなる人も多く、生前からの家族のケアもホスピスに比べると不十分である。悲しみからの回復を速やかにするためには、このような一般病棟での遺族ケアの充実も必要である。

　遺族のケアは、病院からの呼びかけに答えてくれる人たち以外に、ケアが必要な人もいることを忘れてはならない。お誘いの手紙に対する返事さえ戻ってこない遺族もいる。その人たちが、遺族ケアを必要としない人なのか、返事を出すことさえできないほど落ち込んでいるのかを、生前から家族の状態を把握し、適切なケアの方法を考えていくことも重要である。

3　ボランティアについて

　ボランティアの人たちがホスピスでは重要な役割を担っている。なぜ、ホスピスではボランティアの働きが大きいのだろうか。それは、ホスピスが病気を治す場ではなく、病気とともに歩むところだからといえよう。

自分の技量、技術を試すことが目的ではない

病気を治す場ならば、医師を中心として専門職のスタッフがいればいい。ところが、ホスピスは生活の場である。患者のニーズに合わせてチームを組んで仕事を分担してケアにあたるところである。しかし、専門性をもったスタッフだけでは、十分にカバーしきれない部分がある。ボランティアは、医師、看護師、心理療法士、牧師、医療ソーシャルワーカー、栄養士、理学療法士などとともに、チームの一員として患者さんや家族のケアにあたる。その仕事は、各専門職の仕事の隙間を埋めるうえで重要である。患者さん・家族に近いところで仕事をしている。食事や入浴の介助、話し相手、散歩のお供、ティータイムの配茶などの患者さん・家族に直接かかわるものと、庭木の手入れなどの環境整備や季節ごとの行事（雛祭りやクリスマスなど）の準備や手伝い、病棟で使用する雑品の縫い物、手芸品の作成など、患者さんに間接的にかかわるものとがある。ボランティアは病棟に潤い、

やさしさ、明るさを醸し出している。

ボランティアは家庭の主婦が中心だが、男性や学生もいる。男性ボランティアのなかには、大企業のなかで企業戦士として闘ってきた人たちが、定年後、長年の夢を叶えたいとボランティアを希望する場合もある。ボランティアを希望する人たちの意識は高い。ボランティアに求められることは、自分の自主性を大切にしながらも、相手の話に傾聴し、謙虚に相手に合わせた援助ができるように常に心掛けることである。ホスピスにかかわるボランティアの資質として次のようなものがあげられる。

①話をよく聴いてくれる人。
②秘密を守り、信頼に値する人。
③偏見をもたず、寛大な人。
④ユーモアのセンスを持ち合わせた人。

これらは、ボランティアにかぎらず、ホスピスにかかわる人の持ち合わせる資質でもある。

ボランティアをするためには、ボランティア講座といわれる研修を受けてもらい、ホスピスのめざすところ、死にゆく人たちの肉体的変化、心理などについて勉強してもらう。

死にゆく人たちにかかわることは、ボランティアにとっても、ストレスのかかることである。患者さんとの会話のなかで、死について話題になったときには、どのように対応をしたらいいのか迷うことがある。返事に窮するような話題になったときには、そのことを話題にしなければならなかった患者さんの気持ちを推し量り、傾聴するだけでいい。時間はかかるかもしれないが、患者さんのそばから離れず耳を傾けるだけでいいのである。

ボランティアのなかには、自分の得意な分野をホスピスで生かしたいと考えている人たちがいる。しかし、それが生かされるのは、患者さんに必要とされたときである。自分の技量、技術を試すことが目的ではないことをしっかり理解してほしい。患者さんはあなたを求めているのだろうか。けっしてそうではなくて、自分のつらさをわかってくれる人を求めているのである。

沿道の応援であり、サポーター

患者さんはどんなサービスを受けたいと望んでいるだろうか。患者さんは、全人的な苦悩をもっている。言うに言われない、周りの人にはわからないような苦悩がある。私は、自分の体験から患者さんが求めているサービスについて考えることがある。もちろん、末期がんを患ったことはないが、マラソンの経験から推《お》し量《はか》ってみた。

私は市民ランナーとして何回かフルマラソンに参加したことがある。けっしていい比較とはいえないかもしれないが、聞いてほしい。マラソンも後半になり、三十キロを過ぎると、両足は痙攣《けいれん》を起こして、痛みのために走ることができなくなる。すでに三時間以上走っている状態だ。のども渇き、全身がだるくなってくる。こんなときに待ち遠しいのが、給水所である。市民マラソンの給水所には、自前のスペシャルドリンクはないが、水やスポーツドリンクのほかに、バナナやカステラ、キャラメルなど、場所によってはいなり寿司、あんぱんなどが用意されている。ボランティアの人たちが、そのようなものを差し出してくれるのである。もうくたくたになっている私は、それを求める。誰が差し出してくれるかは、どうでもいいのだ。自分がほしいものが差し出してあれば、それを夢中で受け取る。どんな人が差し出してくれるかは問題ではない。とにかく楽になりたいのである。ホスピスでも、ボランティアはさまざまなサービスを用意するだけでいい。受けるかどうかは患者さんしだいである。

マラソンでくたくたになっているときに、元気が出るのは、沿道の応援である。テレビに映るような一流ランナーでなくても、沿道の応援はありがたい。ところが、皮肉なことに、応援が多いのはスタートとゴール地点なのである。レースが始まり、前半は応援も多いが、時間が経てば、だんだん沿道の応援の人たちも減ってくる。三十キロを過ぎるころには、応援の人影はなくなってしまう。どうしてこのしんどいときに応援がいないのかと、腹立たしく思ってしまうこともある。応援の人がいれば、しんどくても走れるのになと思い、誰も見ていないのでついつい歩いてしまう。見守っている人がそこにいるだけで、力が湧いてくるのである。見ず知らずの人でさえ、応援があれば、走ろうという元気が出てくる。疲労困憊《こんぱい》したとき、ひとりぼっちでは力が湧いてこない。私のマラソンは、非日常的な大変つらい経験であるが、完走したときの達成感はほかでは得られない。

この経験から思うことは、ホスピスで過ごす患者さんは、ゴール間近のマラソンランナーに例えられる。四十二キロを走り終えて、競技場のトラックに戻ってきたランナーである。どんなにつらくてもゴールまでたどり着いてもらいたい。その手伝いをするのがホスピスである。私たちが担いでゴールすることはできない。ゴールを近づけたり、遠ざけたりすることもできない。患者さんには自分の足でゴールしてもらいたい。ホスピスではボランティアを含めたすべての職種が、沿道の応援であり、サポーターである。患者さんには、人生というレースを完走してほしいのである。

ホスピスボランティアは、死にゆく人たちから最後のメッセージをいただき、みずからの生き方を見つめ直し、人生の締めくくりに備えた日々の過ごし方を考える機会を与えられているといえよう。

4　在宅ホスピスケア

ホスピスでのケアの特徴は、死にゆく過程に十分配慮し、そのなかで生じるさまざまな苦悩を軽減し、その日一日が質の高い一日になるようにケアすることにある。あくまでも、患者さんや家族の想い、願いを尊重して、希望が叶えられるように多くの職種のスタッフが、チームを組んでケアにあたる。

在宅で看取った患者さんは、固有名詞で亡くなっていく

この考え方は、病院だけでなされるものではない。患者さんや家族が、「家で過ごしたい」という希望をもっているならば、それを支えることもホスピスの役割である。ホスピス病棟でできることが、自宅でもできるならば、患者さんにとっては、こんなにうれしいことはないだろう。自宅で過ごすことの、最大のメリットは、住み慣れたところで、これまで生きてきたのと同じ線路の上を歩んでいけることである。病院とちがい家族とともに過ごす時間も増え、それまで暮らしてきた状況と変わらぬ状況のなかで最期の時をもつことができる。

いま、ここで述べたことは、在宅でのホスピスケアの長所であり、われわれホスピスのスタッフも在宅ホスピスケアを勧める理由である。しかし、実際に在宅ホスピスを実現する患者さんは少ない。日本のホスピスの現状を、全国ホスピス緩和ケア病棟連絡協議会の集計結果から眺めると、二〇〇〇年の時点で、ホスピス病棟内での死亡数が年間七千三百六十二人に対して、在宅での死亡数が百七十二人とわずか二・三パーセントに過ぎない。

「畳の上で死にたい」という希望をもつ人は多いが、実際にその最後の望みを叶えられる人は少ない。

その理由として第一にあげられることは、自宅で過ごしたいが、家族の負担が大きくてそれができないと話す患者さんが多いことである。現代では、核家族化が進んでいるので、家族がそろって患者さんの世話をするということが難しくなっている。誰か一人の肩に責任が重くのしかかるということになる。その一人も仕事をもっていると、介護どころではないというのが現実的な問題になる。

また家族のほうでは、急に容態が変化したときにどうすることもできないという心配が、自宅で過ごすことを難しくしている。最後まで自宅で過ごしてもらいたいと願って在宅ケアを始めたものの、状況が厳しくなってくると、周囲の声に主介護者が押されて、入院してしまう場合もある。患者さん、家族はそれぞれに問題をかかえている。

しかし、公的サービスや医療の力を借りて問題を軽減し、困難なことにチームワークで対処し、最後まで患者さんと家で過ごした家族は、自宅で看取ったことに対する満足感、充実感をもつ。そのことは、みずからのこれからの人生にプラスになっているように思われる。一般病棟での看取りは、患者さんとして亡くなっていく。ホスピスでは、人間として亡くなっていく。ところが、自宅で看取った患者さんを思い返すと、その人たちは、固有名詞で亡くなっていくのである。残された家族にとっても、受け入れやすい死の姿がそこにある。

死ぬことも生の一部である

小林さんは、七十二歳の肺がんの患者さんであった。肝、脳、骨に転移があって、腰痛が強くなったためにホスピスの外来を受診した。小林さんは告知を受け、腰痛の原因が転移のためであることをよくわかっていた。落ち着いた態度で話し方もしっかりしていたので、こちらもどこかほっとしたものを感じた。「とにかく、この痛みを何とかしてほしい」と腰に手をあてていた。幸い、食事はおいしく食べることができたので、経口薬を使い、通院で治療することにした。腰痛は、痛み止めを使うことでだいぶ楽になったが、二カ月の通院のなかで、しだいに食欲が低下して、からだのだるさを訴えるようになってきた。

また、両下肢がむくみ、小さな創からリンパ液がしみ出すようになってきた。外来に通院することが難しくなり、そろそろ入院を考えなければならない時期になっていた。小林さんは奥さんと二人暮らしで、長男一家が小林さんの家から五分の所に住んでいた。奥さんは脳血管障害の後遺症で、不自由なところがあり、小林さんが奥さんのお世話をしてこの数年間を過ごしてきた。肺がんと診断されたあとも、できるだけの介護をしていた。小林さんの診察のときには、長男のお嫁さんが運転する車で、奥さんも共に病院についてきた。

私は、「通院はたいへんになりましたね。今度はこちらからお住まいのほうへおうかがいいたしましょうか」と尋ねた。「そろそろ入院が必要ですね」とは言えなかった。私に「入院」と言わさない力を、小林さんはもっていた。その力というのは、小林さんは私と話すときにはいつも私の眼をしっかりと見て話し、自身の病状をよく理解しており、私は小林さんに信頼感を感じていた。また、奥さんの介護という現実的な問題があり、入院によって小林さん夫婦を離れればなれにはできないなと感じたからである。

小林さんは、カメラマンの仕事をしていた。在宅ケアを始めて自宅を訪問すると、一階の仕事場に安楽椅子を持ち込んで、自分が撮った作品に囲まれて過ごしていた。そこで、作品にまつわる話をいろいろと語ってくれた。そのときの顔つきは、病院の診察室で痛みについて尋ねたときの表情とはまるで違って、眼が輝き、病気のことを忘れているかのように、いきいきと話をしてくれた。病院では患者さんとしての顔をしていたが、仕事場では、「小林八郎さん」として話をしてくれた。自分が生きてきたその場所で、自分が生きてきたことを話す姿には、喜びや、笑いがあり、その温かい空気が奥さんやお嫁さんにも広がり、小林さんの奥さんに対する思いやりも感じられ、小林さんの人間性が浮き彫りにされているように私には映った。

訪問看護師と協力しながら日々のガーゼ交換をしたが、衰弱が進み、在宅ケアに移行してから、一週間ほどで亡くなった。亡くなったときも、家族だけで小林さんが息を引き取るのを見守った。それから病院に連絡があり、私が出かけて死亡の確認をおこなった。痛みのコントロールには、持続皮下注射という方法でモルヒネなどを使っていたので、最後まで穏やかに過ごしたということであった。小林さんは、自分の仕事場で一生を締めくくった。それは、生きてきたことの延長線上にある死であり、病院に入院したときに起きてしまう、患者さんのそれまでの生と分離された死ではない。死ぬことは、生きていることとの最後の仕事である。死ぬことも生の一部である。人間の仕事は死ぬことをもって終わるのである。

ホスピスで見る死は、死だけを強調したかたちで現れてくることがある。生と死が別の次元で考えられるところがある。一方、在宅で看取る死には自然の流れがある。生と死が渾然一体としている。人には死があることが自然に伝わってくる。このような死こそが、患者さんも家族も受け入れられる死ではないだろうか。

これからは、在宅でのターミナルケアが勧められるべきだと思う。ホスピスで死にゆく人をみていると、がんで死んでいくわけではないと思えてくる。人間だから死ぬのだと。がんという病気で死ぬのでなければ、家で死ぬことがいいのではないかと。ホスピスでは、全人的苦悩に対応し、そして家族のケアができるので、人間として死ねるのである。在宅でもそのようなケアができれば、人間として死ねる。しかも、先にも述べたように、固有名詞の人間として死ぬことができるのである。

第5章 これからのホスピスに必要なこと

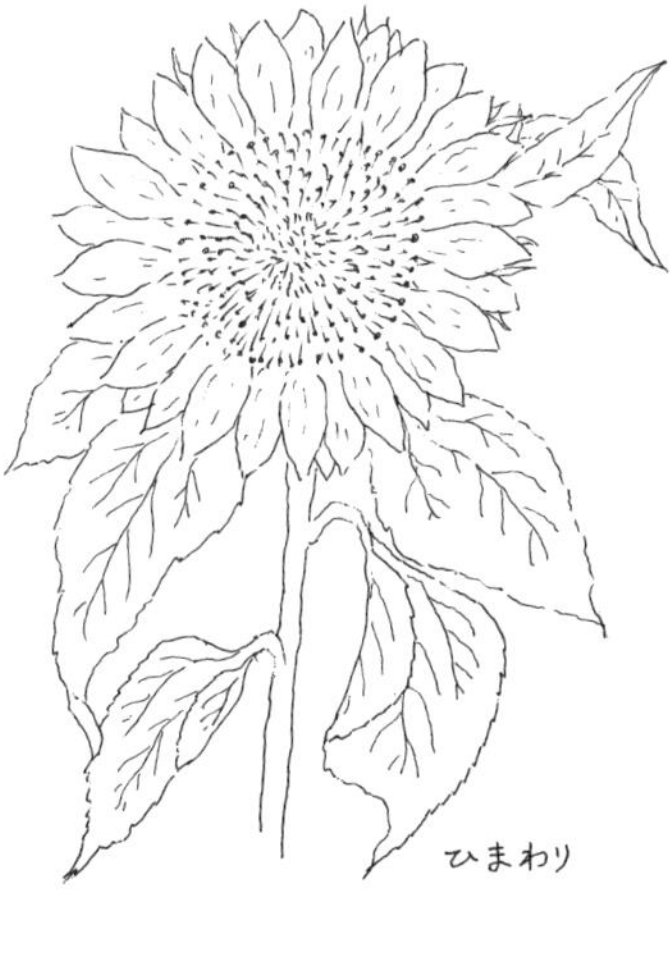

ひまわり

1　地域に根ざした看取りのあり方へ

私は、五年前に愛知県で新しいホスピスの建設にかかわることができた。そしていま、また新しいホスピスの建設にかかわっている。ホスピスでの患者さんとのかかわりのなかから、生と死の狭間で苦悩する姿に多くのことを教えてもらった。その一つひとつを新しいホスピスの建設に生かしたい。私なりの考えをまとめてみる。

質が問われている

末期医療のあり方について、厚生省（現・厚生労働省）が一九九八年におこなったアンケートがある。その結果をみると、国民が末期医療の姿として望むことは、延命治療や安楽死より、症状の緩和に重点を置く治療である。療養の場所としては、できるだけ家で過ごして、痛みなどの耐え難い症状が出現したときには、ホスピスや緩和ケア病棟で過ごすというものである。

この結果をみると、今後、ホスピス・緩和ケア病棟の重要性は増してくるだろう。施設数も必要である。実際、最近の四年間に、ホスピス・緩和ケア病棟は倍増して、二〇〇三年二月末現在で百十五カ所のホスピス・緩和ケア病棟が建てられている。急速に数が増えているので、それにともなう職員の確保が難しい状況が生じている。ホスピスでの治療には、患者さんの全人的苦悩に対して、医療者も全人的にかかわることが必要であり、技術プラスアルファの部分が求められる。

したがって、人を育てることも容易ではない。ホスピスの数は増えたが、その質が問われている。とくに医師は、緩和ケアに関心をもつ人材が少ないので、経験年数の浅い常勤医師で運営されている場合が多い。看護師についても、員数的に余裕のない状態で仕事をする施設も多く、ストレスが多い職場にもなっている。多職種のチーム医療といっても、兼任のスタッフが、一般病棟と掛け持ちで走り回っている場合も多いので、患者さんに十分なケアを提供できているかを検討しなければならない。ホスピスケアのなかでボランティアの働きが大きいことを説明したが、ボランティアのいないホスピスもある。多くの人が知恵を出し合ってこそ、死にゆく人のケアはできる。

たとえば、自動車がぬかるみにはまり込み抜け出せないとき、十人の人が交互にやってきて力を発揮しても抜け出せない。しかし、十人が一度に集まり力を出し合えば、ぬかるみから抜け出せる。これが、チームの力である。ひとのいのちは自動車より重い。このような考え方でホスピスでのチーム医療を考えるとき、ホスピスケアのためには、スタッフ間の意志疎通が重要であり、そのためには時間もかかるのである。ホスピスを開設するために、新しいスタッフを寄せ集めるだけでは、十分なケアはできない。ホスピスをつくるためには、下ごしらえも大切である。

死の準備教育のために

ヴォーリズ記念病院は、その歴史を振り返ると、創立は一九一八年である。アメリカ人ウィリアム・メレル・ヴォーリズが、メンソレータム（現・メンターム）を売り、建築設計で得た財産を投じて、結核患者のためのサナトリアムとして建てた病院である。キリスト教を土台にした「隣人愛と奉仕」という基本理念のもとに診療をおこなっている。滋賀県近江八幡市の八幡山の山懐にあり、自然が手の届くところにある。琵琶湖、西の湖、安土城址を近くに望み、四季の移り変わりに心が和む場所にある。現在は一般病院として、地域医療の一翼を担っている。

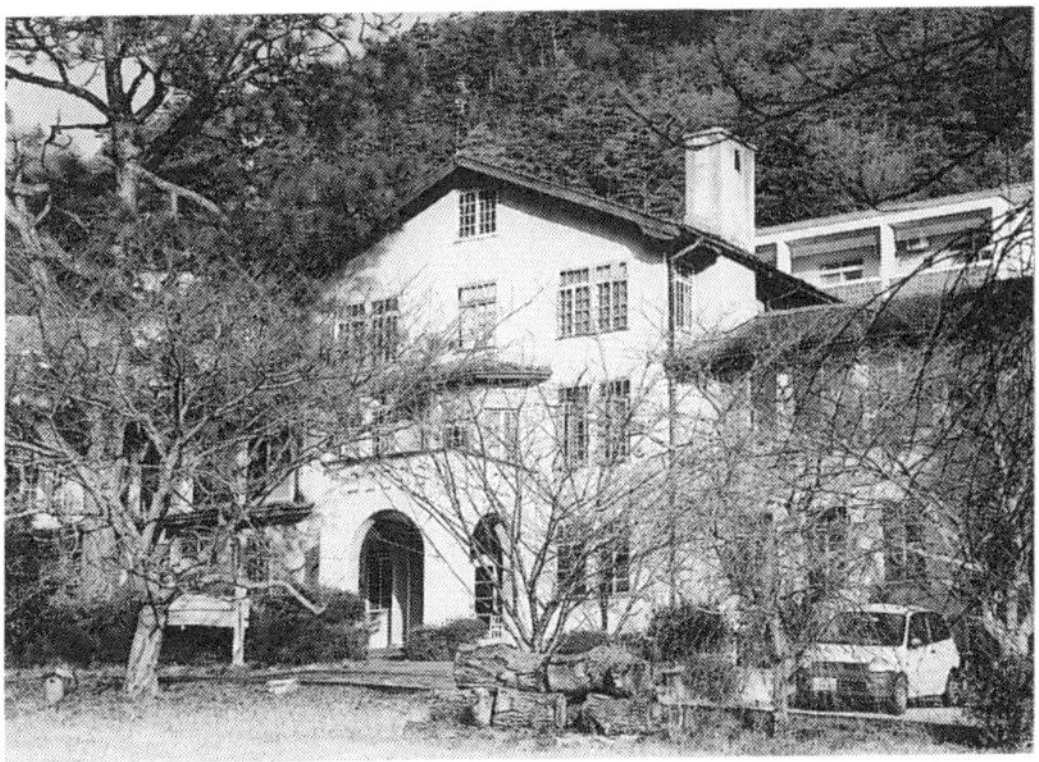

1918（大正７）年にヴォーリズにより建てられた病院のシンボル。現在も管理棟として使われている

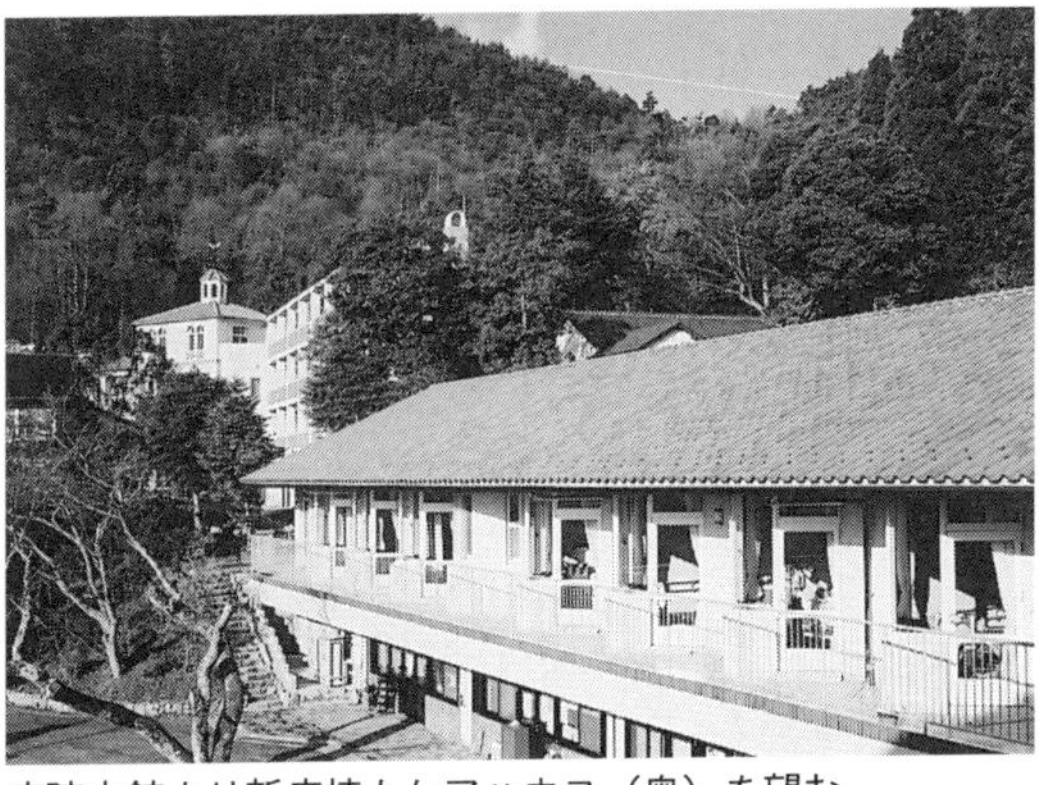

病院本館より新病棟とケアハウス（奥）を望む

この病院では、十年前からターミナルケアに対する取り組みが始まった。その中心になってきたのは、ターミナルケア委員会で、とくにチャプレンがリードしてきた。チャプレンという言葉に馴染みがないかもしれないが、チャプレンは病院付き牧師と呼ばれる職種である。仕事の内容は、患者さんや家族、スタッフの精神的・宗教的援助である。平たく言えば、チーム医療のなかで心の慰めや癒しの部分を独自の立場で提供している職種ということになる。全国のホスピス・緩和ケア病棟のなかでも、宗教家が常駐している施設は十数パーセントに過ぎず、チャプレンの存在は、一般病院での全人的ケアに深みを与えている。

また、一般病院でありながら、遺族会を春と秋に開催していることも、ヴォーリズ記念病院のケアの大きな特長である。このような背景の下に、ホスピス建設の計画が進められ、二〇〇四年度に開設したいと考えている。現在は、一般病棟の一画を緩和ケア用病床にあててケアをおこなっている。

ホスピスが果たすべき役割のひとつに死の準備教育があげられる。人間には死があることを、誰もが知っている。しかし、それへの備えをしている人は少ない。死ぬことは、まだ先のことと考え、毎日の、目の前の生活に追われているからである。考えなければならないことはわかっているが、どこから手をつけたらいいのかわからないので、後回しになっている。そして、思わぬときに突然、死が近いことを知らされる。あわててホスピスを受診して、死の苦しさ、つらさをとってもらおうとするが、思ったほどとれなくて、こんなはずではないと悩む。そして、生きることもできず、死ぬこともできず悩む。ホスピスで出会う患者さんのなかには、このような人たちがいる。早くから、終わりの日が来ることを意識して備えていればあわてなくても落ち着いて過ごすことができるはずだ。

ホスピスは、終末期の患者さんのためにだけあるのではない。終末期になる前、病気になる前から、ホスピスがあることを認識できることが必要である。ホスピスには、多くの人に出入りをしてほしい。患者さんのプライバシーを保護することは必要であるが、開かれたホスピスであることが求められる。ホスピスで過ごす患者さんをとおして、みずからの人生について、考えてほしいのである。

とくに若い世代の人たちにホスピスに来てほしい。ホスピスは大切な教育の場である。青少年による殺人などの凶悪犯罪、いじめなど、心の荒廃が問題とされているが、ホスピスではいのちの尊さについて学ぶことができる。現代社会においては、八〇パーセント以上の人々が病院などの施設で死を迎える。家で死を迎えることは少なくなり、それにともなって子どもが死をみることはめっきり減ってしまった。

子どもたちは、映画、テレビ、ゲームなどで死を体験するが、それらはつくられた死であり、現実の死とは大きくかけ離れている。これらは、現実にはほとんど経験することのない死に方である。映像のなかの死は瞬間的であるが、実際の死は、多くの場合、長い時間がかかり、プロセスがある。そこには、死のもつ悲しみを共有するという情緒があるが、つくられた死には、情緒的な色合いはない。

したがって、ホスピスで現実の死をまのあたりにすることにより、人間のもつ弱さや、悲しみを学ぶことができ、そこから他者を思いやる心が育ってくるのではないかと思う。

死は隠された存在になっている。死が隠されているため、死を誰も教えなくなった。死を身近に感じることはなくなった。だが、何度もいうが、死は確実に自分にも巡ってくる。死を教える場所として、ホスピスは最もふさわしいのではないだろうか。死を学ぶことから生が見えてくるとはよくいわれる。現実に死にゆく人を見ることから多くの学びを得るだろう。

また、私たちホスピススタッフも、多くの人たちに自分たちの経験を語っていかなければならない。ホスピスで経験する多くの人たちの最後の言葉に、人間の真実が語られていると思われるからである。

在宅死を支える支援センターとして

次に、これからのホスピスの役割として大切な点は、在宅死を支える支援センターとなることである。これからは在宅ターミナルケアを進めていかなければならない。前述のアンケートの結果から、国民はそれを望んでいるのである。それが実現できない理由は経済的な負担が大きいこと、訪問看護体制が不備であること、家庭での介護力が不足していることなどがあげられている。

これらの問題が解決されるようにホスピスがかかわっていきたい。全国的にホスピスが増え、広く社会のなかに認知され、医療のシステムのなかに組み込まれてきた。しかし最近では、みずからホスピスを希望して来る患者さんが減ってきているように思う。ホスピスは、延命治療に失敗した人が、前主治医に紹介されて来るところというイメージが強くなっているのである。本人の意思によって選ぶのではなく、医療のシステムによりホスピスに行かざるをえなくなって、患者さんはホスピスをよく理解しないまま入院してくる。

痛みやだるさなどの治療をしなければならない症状がなくても、家で介護することが困難な家族は、ホスピスしか入院させてくれるところがないと言って外来を訪れる。

私は、このような患者さんには在宅ケアを勧めることが必要ではないかと思う。初めはホスピスに入院してもらう。症状があればそれをコントロールし、その間にソーシャルワーカーや訪問看護師、ヘルパー、理学療法、作業療法の担当者などがミーティングをおこなって、在宅で過ごせるように段取りを決める。こうして、在宅でのターミナルケアのお膳立てをするのである。

このようにして、家族の負担をできるかぎり軽減するように図り、在宅ケアを勧める。かかりつけ医がいれば、その医師もチームのメンバーになってもらう。ボランティアで、在宅での活動ができる人材を育成することも、在宅ケアを進めるためには大きな力となるだろう。

また、ホスピスデイケアセンターを設けることができれば、在宅ケアをサポートするうえで大きな武器になるだろう。家族の人が留守にする日中は、ホスピスで過ごし、夜になるとまた家に帰ってもらうことができれば、家族の人も安心して家を留守にできるからである。デイケアセンターでは、音楽療法、アロマテラピー、マッサージなどの代替療法を受けてもらうことができるようにしたい。退院して在宅で過ごしていた患者さんの痛みが強くなり、家で過ごすことが難しくなってきた場合には、症状をコントロールするために一時的に再入院してもらうのである。コントロールができればまた在宅で過ごしてもらう。この場合には、早めに入院してもらう必要がある。そのほうが退院も早い。

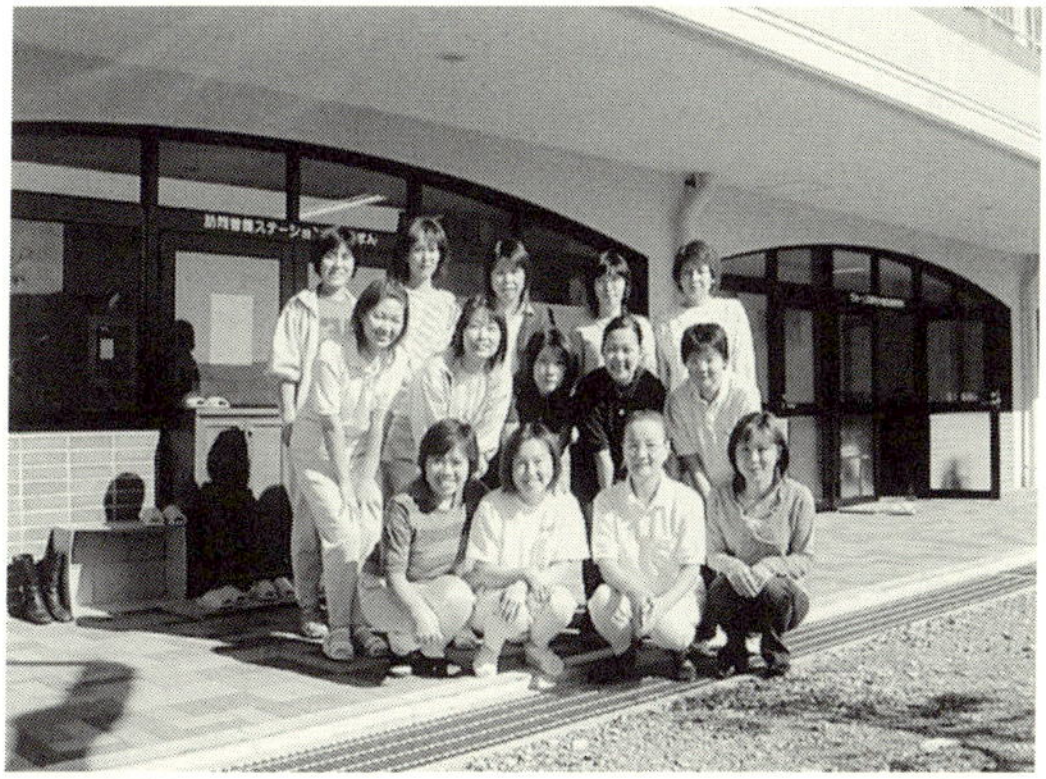
訪問看護師、ホームヘルパー、ケアマネジャーが在宅ケアを支えている

ホスピスの別の利用法は、家族の休息である。自宅で介護している家族の一時的な疲労回復のために患者さんをホスピスで預かるというものである。家族の疲労が回復したらまた自宅に戻ってもらう。こうすると、ホスピスは一時的に入院するところであり、けっして死に場所として入院するところではなくなる。

もちろん、在宅で最後を過ごすことがどうしても困難な患者さんには、ホスピスで最後の日々を過ごしてもらうようにする。ホスピスが生活と切り離された最後の場所と考えるのではなく、「つらい症状をとる」ために治療をするところと考えて利用できる施設と考えてもらいたい。このように、一般病院と同じように出入りができるようになれば、ホスピスはこれまでより利用価値の高いところとなるだろう。

地域社会のなかにあるコミュニティセンター

ホスピスは死に場所だから最後の最後に世話になるところ、という考え方をもっている人は多いと思う。ホスピスは確かに、いままで死に場所として認知されてきた。しかし、死ぬのは病気だからではない。人間だから死ぬのである。ホスピスでの患者さんとの交わりのなかに、このことを感じる。ホスピスは病気の人を診ているのであるが、その本質は、死にゆくという人間の自然な姿をみているのである。人間には誰にでも起こることであり、それを見守っているホスピスは特別な医療の場所ではない。そう考えたらいいのではないかと思う。ホスピスは、地域社会のなかにあるひとつのコミュニティセンターと考えてもらえることが理想である。その地域の人たちが気軽に利用できる施設でありたい。

これまでのホスピスは、死に場所として患者さんを受け入れてきた。しかしこれからは、ホスピスでできる「穏やかな死」を、自宅でもできるように環境を整えていかなければならない。地域のなかで、人間が自然の成り行きとしておこなってきた看取りをまた地域のなかに帰すことを、ホスピスが中心となっておこなっていくことが必要と考える。

戦後まもなくまでは、地縁、血縁が自宅での看取りを支えていたが、核家族で、地域との関係も薄い現代社会では、ホスピスが地域の医療介護福祉システムを統合して、在宅死を支えていかなければならない。末期医療に関する意識調査にあったように、国民のできるかぎり家で過ごしたいという希望を叶えるためには、ホスピスが積極的に患者さんを家に帰す努力をすることが必要である。このようにしてホスピスでは、亡くなる患者さんが半分、家に帰る患者さんが半分という数字になれば、ホスピスが地域のなかに溶け込み、特別な場所ではなくなるだろう。

これから建てるホスピスには、死の準備教育を進め、地域に根ざした看取りのあり方を構築する役割を担っている。

2　人の一生とは

人の一生とは、どのようなものであろうか。ホスピスでの多くの別れから考えてみたい。私の同い年の患者さんが入院してくるとよく思うことだが、なぜ私でなくて、彼なのか。その理由は見つからないのである。同じ年に生まれて、同じ年に小学校に上がり、また同じ年に中学校に上がって、ほぼ同じ時代の風景を眺めていた仲間というべき人物を看取るということは、そこに人のいのちのはかなさやせつなさを感じる。同級生を見送ることは寂しい。みな、一人で旅立っていくのである。もの悲しい。

しかし、これが人の一生である。何ともしがたい。

また、最後には貧しい人も富める人もいない。みな、一人の人間として亡くなっていく。そこには、個人の努力とか業績とか、この世でなにをなしたかということを越えた、人間として共通な厳かさのようなものがある。人間の力ではない何かの力が働いているように思える。聖書のなかに、「人生はあなたが定められたとおり、月日の数もあなた次第。あなたの決定されたことを人は侵せない」（ヨブ記一四章五節）とある。死が巡り来るときは、本当に人間の決められることではないと思わされる。お迎えが来るとはよく言われることであるが、本当にわれわれは迎えが来るのを待つしかない。こちらから迎えにいくことはできないのである。待ち時間をどのように使うかが問われるのである。

人間はこの世に生を受けたときから、死へ向かって歩みだしている。いつ、お迎えが来るかがわかれば、それに備えることはできる。入学試験がいつあるかがわかればそれに備えて準備も可能だ。お受験といわれて、幼稚園のときから将来の有名大学受験へのレールに乗り、十数年後に一流大学合格というのは、まさに、入学試験の時期がわかるので、それから逆算して人生の予定を立てることができるのである。ただしこれは、本人より親の人生の予定かもしれないが。

誰もが待ち時間をもっている。どのように使おうと自由である。生まれた環境により、自由の中味も違ってくるだろうが、誰にでも時間は与えられている。多くの人は、時間をどう使うかと悠長に考えている余裕はないのが現実であろう。日々の生活に追われて、今日一日のパンを手に入れることで精いっぱいだ。それ以外のことは考えられない。毎日毎日が同じことの繰り返しで、明日こそは今日よりも楽になることを夢見ながら過ごすが、そうはならない。どうして、生きるためにこんな苦労をしなくてはならないのか、いやでしょうがないが、考えていてもしょうがない。腹が減っては生きていかれない。このように、考えながら過ごすのが毎日の生活だろう。そしてある日、いのちの危機に見舞われるのである。

そのときに、危機的状況をどのようにとらえることができるかが、その後の人生を大きく左右する。毎日を危機のなかで捨て身に生きてきた人と、あまり危機的な状況を経験せずに過ごしてきた人とは違う。危機的状況を切り抜けてきた人のほうが落ち着いて物事を判断できるところはある。そして、死を見据えて新たな一歩を踏み出していくことができる。

一方、順境のなかに過ごしてきた人のなかには、危機的状況にあることがなかなか飲み込めない人がいる。壁に当たり、それを乗り越えることがなかなかできずに、周囲の人を落ち着かなくさせる。それは、どちらがいいとかわるいとかの問題ではない。本人が選べる環境もあり、選べない環境もあるからである。人は生きてきたように死ぬといわれる。そのこともホスピスでの経験から真実として胸に迫る。患者さんたちは、死に向かうにつれ、少しずつかわっていく。ホスピスでの時間はその人の一生を凝縮した時間だといわれる。そして、なるほどなあと思わされる最期を迎えるのである。

ホスピスで仕事をしていると、多くの人生の終わりに接する。すべての人にいい終末期を過ごしてほしいと願いつつ働いている。しかし、つらい別れをすることもある。ホスピスが認知されてきたことは、たいへんうれしいことなのだが、ホスピスを、楽に死なせてくれるところと考えて来る人がいる。これは一見正しいようであるが、実は大きく違うのである。

ホスピスでは、その人がその人らしい人生を全うすることを手伝うのである。けっして、楽に死なせるところではない。患者さんが感じている苦しさを最小限にするように最大限の治療をするが、それは死を早めようとする治療ではない。この点を間違わないでほしい。死は、お迎えが来るまで待たなければならないのである。

「生きる望みがなく、人の世話になりながらお迎えが来るのをただ待つだけでは意味がない。早く逝かせてほしい」というリクエストをする患者さんが増えてきたように思う。しかし、先にも述べたように、死は生きることの一部分である。生きることと死ぬことは別のことではない。一連の繋がりをもっている。生きることの最後の仕事が死ぬことなのである。

これまで一日一日の歩みを積み重ねてきたなかには、その人なりに苦しいことも多々あったはずだ。けっして自分の希望したとおりではないかもしれないが、それらに解決が与えられてここまで来たのである。どうにかこうにかやってこれた。そのことを思い起こしてほしい。死に臨んで明日がないとは誰が決めるのか。過去に苦しかったときも確実な明日は考えられない状況だったのではないか。つらさのない人生はないのである。生きていくことからつらさを取り除くことはできないのである。生きること、それ自体がつらいのである。ホスピスといえどもそれを取り除くことはできない。

だから、これから先もお迎えが来るまで、なんとかやっていけるのである。人生の一ページ、一ページを積み重ねていけるのである。その間に、お迎えが来るまでのわずかの時間で、すべての舞台が整えられるのである。別れの準備は、脇役である家族にも必要である。苦しいかもしれないが待つことが必要である。最期の時は人生のクライマックスである。そのときに主人公であるあなたは、脇役の家族、大道具、小道具、演出家、聴衆などの温かい眼差しに支えられてフィナーレを迎える。

私たちは、健康なときから終わりの時について意識することが大切である。いのちについて、生きることについて、苦難について、家族について年に一度くらいは考えてもらいたい。いつお迎えがきても対応できる体制を築くことの必要性をホスピスから学ぶ。とくに五十歳を過ぎたら、最期に向かってこれからの自分に必要なものと不必要なものを選別することが求められている。

人生の最後の仕事をすることによってその人の一生は完成する。人間にはそのときを決めることはできないので、あわてることがないように、日々備えていきたいものである。

参考文献

有吉寛「癌治療の適応基準と評価方法の変換点」「Practical Oncology」一三巻一号、二〇〇〇年
アルフォンス・デーケン『死とどう向き合うか』日本放送出版協会、一九九六年
今西二郎編『代替医療のいま』医歯薬出版、二〇〇〇年
小川一誠編『癌の治療戦略』篠原出版、一九九九年
小原信『ホスピス』筑摩書房、一九九四年
柏木哲夫『死にゆく患者の心に聴く』中山書店、一九九六年
柏木哲夫『死を看取る医学』日本放送出版協会、一九九七年
柏木哲夫／石谷邦彦編『緩和医療学』三輪書店、一九九七年
Cancer Link 編かながわ／がんQOL研究会訳『トーキングトゥチルドレン』二〇〇〇年
窪寺俊之『スピリチュアルケア入門』三輪書店、二〇〇〇年
厚生科学研究「緩和医療供給体制の拡充に関する研究」班編『ホスピス・緩和ケア病棟の現状と展望』二〇〇一年
厚生省健康政策局総務課監修『二十一世紀の末期医療』中央法規、二〇〇〇年
近藤誠編著『「治らないがん」はどうしたらいいのか』日本アクセル・シュプリンガー出版、一九九九年
西條長宏「今世紀の反省と限界、次世代の癌治療の概念」「Practical Oncology」一三巻一号、二〇〇〇年

武田文和『がんの痛みの鎮痛薬治療マニュアル』金原出版、一九九四年
竹中文良『がんの常識』講談社、一九九七年
谷荘吉／錦織葆『最新ホスピスQ&A100』東京書籍、一九九九年
恒藤暁『最新緩和医療学』最新医学社、一九九九年
西島英利「セカンドオピニオン」「日本医師会雑誌」一二八巻六号、二〇〇二年
日本緩和医療学会／がん疼痛治療ガイドライン作成委員会編『がん疼痛治療ガイドライン』真興交易、二〇〇〇年
林章敏／池永昌之編『死をみとる一週間』医学書院、二〇〇二年
松澤佑次監修　駒沢伸泰著『阪大医学生が書いたやさしい「がん」の教科書』PHP研究所、二〇〇二年
村田久行「臨床に活かすスピリチュアルケアの実際」「ターミナルケア」一二巻四―六号、二〇〇二年
森岡恭彦「インフォームド・コンセント」「日本医師会雑誌」一二八巻一〇号、二〇〇二年

おわりに

ホスピスで出会った患者さんを紹介しながら、がん治療で苦戦を強いられている方々に、応援メッセージを贈るつもりで書いてきた。生きながらえるための新しい方法はないものかと思って読まれた方には、役に立たなかったかもしれないが、病気に対する考え方などを多少とも参考にしていただきたい。豊かな人生を過ごすための医療の役割について述べたつもりである。

また、これからの看取りの医療について私なりの考えを記した。死にゆくことは、人間の大きな最後の仕事と考えるからである。

ここに登場していただいた患者さんは、私がホスピス医として勤務した淀川キリスト教病院、愛知国際病院、ヴォーリズ記念病院で出会うことのできた多くの患者さんの一部である。紹介できなかった患者さんをも含めて、すべての患者さんが私にとっては、人生の先生であったように思う。そして、この先生たちが私に教えてくれたことは、「仲良く、平和に過ごしなさい」ということだった。一人の人間がいて、その周りに家族がいて、さらにその周りにはひとつの社会ができている。そのなかには、さまざまな人間の営みがあり、愛や、慈しみ、悲しみ、怒り、憎しみなどが渦巻いている。同じ一人の人間のなかにそのような感情があり、その時々によって表れてくる感情が交錯する。いつでも、誰にでも同じ気持ちで接していくことはできない。

自分の思い通りに動くことができる健康なときには、自分の力でいのちを支えることが可能である。しかし、病を得、その考え方では立ちゆかなくなるときがくる。他人の力を借りなければならないときがくる。それまでは、他人の指図で動いたことがなかったという人でも病院に出向き、医者の言うことを聞かなければならない。一度の治療で済めば幸運である。治療により一時的な回復をみたとしても、再発を繰り返し、次第に容態が悪くなればどうだろうか。これでもか、これでもかと起こってほしくないことが起こる。なぜ、自分にこんなことが起こるのかと闘う気力も失せてしまいそうになる。死の影が徐々に忍び寄ってくる。また、そういうときに自分の力の限界を知る。そうして、また他人の力を借りなければならなくなる。このようなことを繰り返して、患者さんはホスピスの門をたたく。心もからだも自分のようではない。いったい全体、自分はどこへいってしまったのか。健康で何もかも自由にできたときの自分はどこへいってしまったのかと苦悩する。そのような患者さんが、ホスピスで全人的なケアをとおして我に帰り、生かされている自分に気づくのであろう。

このように、人生の価値観に大きな変化が起こる。いのちは自分の力で支えているわけではない。他人に支えてもらっているいのちがそこにある。そのことに気づいた患者さんは、「争いはやめて、仲良く平和にせなあかんよ」とやさしくわれわれに語ってくれる。人間は、根本的に愛に満ち、繋がりを求めている。

私は、このようなメッセージを受け取ることに仕事の喜びを見いだしている。政治、経済、社会のどの分野でも明るい見通しが見えてこない現代日本で、このようなメッセージを亡くなっていく人たちは残す。人が生きていくうえで本当に大切なことを患者さんたちは教えてくれる。このメッセージを伝えることがわれわれの重要な仕事でもある。

この本が、がん治療の手引き書として企画されてから、三年近い年月が流れ、その間に本書のねらいとするところも変化した。ホスピス医として患者さんからいただいたメッセージを連ねて、大病に直面し、自分を見失っている人たちへのヒントになればと願って筆を進めた。少しでもお役に立てば私の喜びとするところである。また、私の残薄な考えに対して読者の皆様からの御意見・御批判があれば謙虚に聞かせていただきたい。

私がこれまでに医師としてかかわることができた患者さん、そのご家族のお一人お一人に心から感謝を申し上げます。皆様との出会いの一つひとつが私の大きな財産で、大切に心に蓄えています。また、ともにケアにあたってくださった三カ所の病院スタッフのみなさまに感謝いたします。皆様のケアなくしては、このような物語はありませんでした。

私のホスピス医としての道を先導していただき、このたび推薦の言葉を寄せてくださいました淀川キリスト教病院名誉ホスピス長柏木哲夫先生に衷心より感謝申し上げます。拙著のために花のイラストを快く提供してくださった塚本光氏に深甚なる謝意を表します。氏は子どものときからお世話になっている私の人生の師であり、現在、在宅ホスピスケアを受けています。

企画後、長い年月にわたり、出版についてお世話になった風媒社の林桂吾氏に厚く御礼を申し上げます。

最後に、私は自分自身のいのちの心配をしないで、患者さんのいのちの心配ばかりしているが、私のいのちをいつも心配してくれる妻にひとこと「ありがとう」と言いたい。

二〇〇三年四月

細井 順

[著者略歴]
細井 順（ほそい じゅん）
1951年岩手県生まれ。78年大阪医科大学卒業。自治医科大学講師（消化器一般外科学）をへて、93年4月から淀川キリスト教病院外科医長。95年4月に、父親を胃がんのために、淀川キリスト教病院ホスピスで看取った。そのときに患者家族として経験したホスピスケアに眼からうろこが落ち、ホスピス医になることを決意。同病院ホスピスで、ホスピス・緩和ケアについて研修し、98年4月から愛知国際病院で愛知県初のホスピス開設に携わった。2002年4月から、滋賀県近江八幡市のヴォーリズ記念病院で、地域住民の生活に溶け込んだ新しいホスピスの建設を推進している。

財団法人 近江兄弟社 ヴォーリズ記念病院
〒523-8523　滋賀県近江八幡市北之庄町492
電話0748-32-5211（代）　ファクス0748-32-2152
ホームページ　http://homepage3.nifty.com/vories/

こんなに身近なホスピス

2003年5月30日　第1刷発行　　（定価はカバーに表示してあります）

著　者　　細井 順

発行者　　稲垣喜代志

発行所　名古屋市中区上前津2-9-14　久野ビル
振替00880-5-5616　電話052-331-0008
ホームページ http://www.fubaisha.com/
風媒社

乱丁・落丁本はお取り替えいたします。
ISBN4-8331-1061-X

＊印刷・製本／モリモト印刷
＊装幀／夫馬 孝